ENDOCROWN
Thorough explanation of theory and practice

エンドクラウン
理論と実践を徹底解説

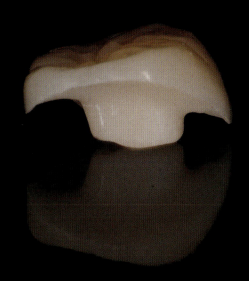

編著

正木千尋
九州歯科大学
口腔再建リハビリテーション学分野

渡辺崇文
九州歯科大学
顎口腔欠損再構築学分野

駒形裕也
九州歯科大学　生体材料学分野

刊行にあたって

　大臼歯CAD/CAM冠（エンドクラウン）が保険収載されたことにより、「エンドクラウン」が国内で注目を集めている。エンドクラウンとは、歯冠部と髄室保持構造が一体化した歯冠補綴装置であり、CAD/CAM技術とミニマルインターベンション（MI）の考え方が融合した新しい低侵襲な補綴治療である。

　従来、大臼歯の歯内療法後の補綴治療では全部被覆冠が選択されることが多い。しかし、全部被覆冠は歯質削除量が多い補綴装置であり、クリアランス不足や支台歯の軸面高さが不足する場合は、補綴装置の破折や脱離のリスクが高くなるという欠点がある。

　一方、エンドクラウンは歯質削除量が比較的少なく、クリアランス不足の症例にも適応しやすいという従来の全部被覆冠とは異なる特徴を有する。そのため、エンドクラウンは補綴治療の新たな選択肢のひとつとして期待されている。

　現在、エンドクラウンは信頼性の高い補綴治療として評価されているものの、臨床上注意しなければならないポイントがいくつかあり、基礎知識なくして良好な臨床成績は望めない。エンドクラウン修復の成功のためには、その特徴や臨床での注意点を十分に理解しておく必要がある。

　そこで本書では、「エンドクラウン」に関する基礎研究や臨床研究など文献学的考察を行うとともに、実際の臨床における材料選択や形成方法、接着に関する注意点などを、さまざまな角度から解説する。エンドクラウンに関するわれわれの知見が、少しでも多くの臨床家のお役に立つことができれば、望外の喜びである。

2024年8月

正木千尋

CONTENTS

刊行にあたって｜正木千尋·············· 003

Chapter1　総論

1　**エンドクラウンの概要**｜駒形裕也·············· 008

2　**エンドクラウンの歴史**｜正木千尋·············· 012

3　**従来型クラウンとの違いと特長**｜渡辺崇文·············· 015

4　**エンドクラウンの臨床成績**｜池田 弘　駒形裕也·············· 022

5　**エンドクラウンに使用される材料**｜池田 弘　駒形裕也·············· 028

Chapter2　臨床手順

1　**CR裏層**｜吉居慎二　渡辺崇文·············· 038

2　**支台歯形成**｜畑 賢太郎　加来伸哉·············· 044

3　**印象採得、咬合採得**｜谷口祐介　一志恒太·············· 060

4　**歯科技工操作**｜一志恒太　谷口祐介·············· 068

5　**装着**｜駒形裕也·············· 084

Chapter3　症例

1　**歯質が4壁残っていた症例** ｜赤間廣輔…………094

2　**他院にて歯内療法後、補綴治療を行った症例** ｜駒形裕也…………097

3　**歯質の一部にクラックを有する症例** ｜吉居慎二…………100

4　**クラウンレングスニングを併用した症例** ｜加来伸哉…………102

5　**歯牙移植を行った症例** ｜赤間廣輔…………104

おわりに ｜正木千尋…………106

ブックデザイン ｜安倍晴美

CHAPTER 1

総 論

エンドクラウン修復を行うにあたり、エンドクラウンがどのような補綴装置であるかを正しく理解しておく必要がある。

本章では、エンドクラウンの概要や使用する材料等に関する前提知識について解説する。

CHAPTER 1-1

エンドクラウンの概要

駒形裕也
九州歯科大学　生体材料学分野／東京都・氷川台たんぽぽ歯科クリニック

エンドクラウンの基本構造

　エンドクラウンは失活臼歯に用いられる補綴装置であり、その特徴は全部被覆冠とコア様の構造が一体となったモノリシック構造*である。この構造において、コアに該当する部分は髄室保持部と呼ばれている[1]。エンドクラウンは内側性補綴装置**であり、従来型クラウンとは構造が大きく異なっている（図1）。

ポストクラウンとの違い

　エンドクラウンとポストクラウン（歯冠継続歯）は、しばしば混同されるが、実際には異なる補綴装置である（図2）。おもな違いはポスト構造の有無にある。ポストクラウンはかつて、おもに前歯部の大きな崩壊に対する単独の補綴に用いられていた。しかし、側方力が加わりやすい前歯部での使用は、歯根破折のリスクが高いなどの問題点から、現在ではほとんど使用されていない。

　一方、エンドクラウンは、根管ではなく髄室に保持力を求める補綴装置であるため、ポスト構造を必要としない。その結果、ポスト形成による根管壁の菲薄化が避けられ、歯根破折のリスクを抑えることができる。また、エンドクラウンはMIの概念やデジタルデンティストリーとの親和性が高いという特徴も有している。

*モノリシック構造：補綴装置が単一の材料ブロックから成形される構造のことで、セメント層などの接合部が少なく、強度があるため、破折などのリスクが低い
**内側性補綴装置：従来型クラウンのような歯の外側に装着される補綴装置（外側性補綴装置）とは異なり、内側性補綴装置はインレーなどのように歯の内側に装着される補綴装置のこと

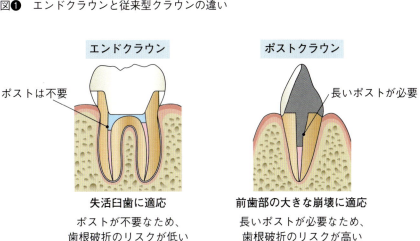

図❶ エンドクラウンと従来型クラウンの違い

図❷ エンドクラウンとポストクラウンの違い

エンドクラウンのコンセプト

　エンドクラウンとポストクラウンはいずれも髄室に保持を求める点では類似しているが、コンセプトに大きな違いがある。エンドクラウンはオクルーザルベニア***などと同様に、「歯質の保存」と「接着が不可欠な補綴装置」というコンセプトに基づいており、この点がポストクラウンや従来型クラウンとは大きく異なる（図3）。これら従来の補綴装置は、装置の脱離を防ぐために多くの歯質を切削し、接着技術が未発達だった時代から存在していた。

＊＊＊オクルーザルベニア：オクルーザルベニアは「臼歯咬合面を完全に被覆する部分被覆の補綴装置」であり、エンドクラウンと同様にMIの概念や接着技術の発展とともに普及してきた補綴装置である[2〜5]。しかしわが国では、その名称は明確に決められておらず、オーバーレイやテーブルトップなどさまざまな名称が使われている

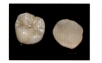

図❸　エンドクラウンと従来の補綴装置のコンセプトの違い

　ところが、MIの概念の普及と接着技術の発展により、歯質をできるだけ保存し、強固な接着により支える新しい形態の補綴装置が普及してきた。そのため、エンドクラウンは従来型クラウンのように大量の歯質を削除して保持を得るのではなく、歯質切削量を最小限に抑え、強固な接着によって機能性と審美性を両立させることを重要視している。

　そして、モノリシックな構造をもつエンドクラウンはCAD/CAMなどのデジタル技術と非常に相性がよく、デジタル技術の進歩とともに発展してきた。エンドクラウンの臨床を行ううえで、このようなコンセプトの理解が必要である。

エンドクラウンの保険適用

　わが国の歯科保険診療において、2014年にCAD/CAM冠が小臼歯を対象として保険収載された後、その適用範囲は大臼歯（条件つき）および前歯にも拡大され、治療の選択肢を大きく増やした。そして2023年12月には、PEEK冠が新たに保険適用された。PEEK冠はCAD/CAM用コンポジットレジンとは異なる新しい材料が用いられており、とくにその生体適合性や機械的強度の高さが評価されている。しかし、これらの変化は従来の補綴装置の概念を変えるものではなく、補綴装置の材料の選択肢が広がっただけである。

　一方、2024年6月には大臼歯を対象としたCAD/CAM冠としてエンドクラ

```
CAD/CAM冠の保険適用の流れ

2014年  CAD/CAM冠（小臼歯）保険収載
2016年  大臼歯への適用拡大（金属アレルギー患者のみ）
2017年  下顎第一大臼歯への適用拡大（上下左右7番残存患者のみ）
2020年  上顎第一大臼歯、前歯への適用拡大
2024年  第二大臼歯への適用拡大（条件つき）
        大臼歯CAD/CAM冠としてエンドクラウンを新設
```

図❹　CAD/CAM冠の保険適用の流れ

ウンが新設された。これは従来のような新しい材料の登場ではなく、保険診療における「新しい補綴装置」としての登場であり、これまでの保険適用の流れとは大きく異なる（**図4**）。

このような新しい補綴装置の導入は、保険診療を行う歯科医師や治療を受ける患者にとって多くのメリットがある。しかし、エンドクラウンの治療を成功させるためには、既存の補綴装置とは異なる「新しい補綴装置」として正しく理解し、臨床で応用していく必要がある。

【参考文献】

1） 日本補綴歯科学会：保険診療における CAD/CAM 冠の診療指針2024. https://www.hotetsu.com/files/files_1069.pdf
2） Carlo M Saratti, et al.: Fractography of clinical failures of indirect resin composite endocrown and overlay restorations. Dent Mater, 37（6）：e341-e359, 2021.
3） Dimokritos Papalexopoulos, et al.: A Thorough Analysis of the Endocrown Restoration: A Literature Review. J Contemp Dent Pract,22（4）：422-426, 2021.
4） Mohamed Alghauli, et al.: Clinical outcomes and influence of material parameters on the behavior and survival rate of thin and ultrathin occlusal veneers: A systematic review. J Prosthodont Res, 67（1）：45-54, 2023.
5） Jorge André Cardoso, et al.: Clinical guidelines for posterior restorations based on Coverage, Adhesion, Resistance, Esthetics, and Subgingival management. The CARES concept: Part I – partial adhesive restorations. Int J Esthet Dent, 18（3）：244-265, 2023.

CHAPTER 1-2

エンドクラウンの歴史

正木千尋
九州歯科大学　口腔再建リハビリテーション学分野

　エンドクラウンは1990年後半に導入された比較的新しい補綴装置であり、従来型クラウン修復に対する新しい選択肢として提案された。この補綴装置の概念は、1995年にPississにより初めて報告された[1]。これは、支台築造を必要とせず、歯に直接接着されるモノリシックな補綴装置で歯冠を修復するという現在のエンドクラウンの基盤となるものであった。この時点ではエンドクラウンという名称は用いられておらず、その名称は1999年にBindlとMörmannによって初めて提唱された[2]。なお、Mörmannは、チェアーサイド型歯科用コンピュータ支援設計・製造ユニット（セレック：デンツプライシロナ）の開発者である。

　その後、エンドクラウンはCAD/CAMのモノブロック加工技術の進歩とともに発展し、欧米を中心に認知が広がった（図1）。さらに、2000年代から、エンドクラウンに関するさまざまな基礎研究や臨床研究によって、その有効性が検討された。そして、2010年代後半から、口腔内スキャナーの精度の向上や、CAD/CAMシステムによる装置の加工精度の向上により、エンドクラウンに関する研究がさらに盛んに行われるようになった。2020年[3]と2021年[4]のメタアナリシスでは、臨床研究の予後を統計解析した結果、小臼歯と大臼歯の両方において適用できるというエビデンスが示された。

　また、2021年にはヨーロッパ歯内療法学会のポジションステートメントにも歯内療法後の歯冠修復の選択肢のひとつとして掲載された[5]。このようにエンドクラウンは海外で広く認識され、多くの歯科医師によって実践されているが、国内では大学関係者や一部の臨床家に認識が限られていた。

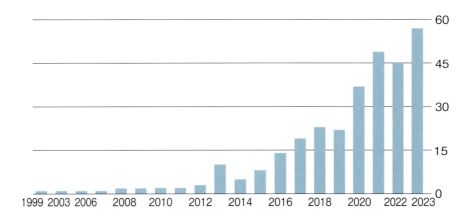

図❶　エンドクラウンに関する学術論文の出版数。PubMedで「endocrown」をキーワードに入力した際に得られる文献の数を示す（2023年までのデータ）。出版数は増加傾向であり、研究が活発に行われていることがわかる

　一方、国内でエンドクラウンが注目され始めたきっかけは、2024年6月の診療報酬改定において、既存のCAD/CAM冠の適用拡大として大臼歯CAD/CAM冠（エンドクラウン）が保険収載されたことである。2024年時点では保険診療において口腔内スキャナーとの併用は認められていないものの、第二大臼歯やクリアランス不足の症例に対してもCAD/CAM用コンポジットレジンブロックによる修復が可能となることから、今後、ますます国内で広まっていくことが予想される。

【参考文献】

1) Pissis P: Fabrication of a metal-free ceramic restoration utilizing the monobloc technique. Pract Periodontics Aesthet Dent, 7(5): 83-94, 1995.

2) Bindl A , Mörmann WH: Clinical Evaluation of Adhesively Placed CEREC Endo-Crowns after 2 Years Preliminary results. J Adhes Dent, (3): 255-265, 1999.

3) Thomas RM, et al: Comparing endocrown restorations on permanent molars and premolars: a systematic review and meta-analysis, Br Dent J, 2020. doi: 10.1038/s41415-020-2279-y.

4) Al-Dabbagh RA: Survival and success of endocrowns: A systematic review and meta- analysis. J Prosthet Dent, 125(3): 415. e1-415. e9, 2021. doi: 10.1016/j.prosdent.2020.01.011.

5) European Society of Endodontology developed by:; Francesco Mannocci, et al: European Society of Endodontology position statement: The restoration of root filled teeth. Int Endod J, 54(11): 1974-1981, 2021.

CHAPTER 1-3

従来型クラウンとの違いと特長

渡辺崇文

九州歯科大学　顎口腔欠損再構築学分野

従来型クラウンとの違い

　エンドクラウン修復では、失活歯の歯冠補綴で一般的に行われるようなポスト＆コアを用いた支台築造は行わないため、エンドクラウンは従来型クラウンとは異なる特長を有する。エンドクラウンと従来型クラウンの違いについてまとめたものを**表1**に示す。それぞれの補綴治療の違いを踏まえ、個々の症例に適した補綴装置を選択することが重要となる。

1. クリアランスが不足している症例にも適応可能

　エンドクラウンは髄室と歯冠部を単一の材料で修復するため、補綴装置そのものに厚みがあり強度を確保しやすい（**図1**）。また、形成した咬合面から髄床底までの深さが最低2mm程度あれば、エンドクラウンの維持にかかわる髄室保持部の長さを確保できる。そのため、従来型クラウンではクリアランスが不足するような症例に対しても、エンドクラウンは適応できることが多い。

2. 歯質削除量や侵襲が少ない

　エンドクラウンの形成では、基本的にフェルールやポスト形成を必要としない。そのため、歯根部の歯質や歯頸部付近のエナメル質も残りやすく、従来のCAD/CAM冠よりも形成量が少なくなることが多い。エナメル質を残すことは接着においても有利に働く。

CHAPTER 1

総論

015

表❶ エンドクラウンと従来型クラウンの違い（ポスト＆コアを使用しCAD/CAMによって製作する従来型クラウンとの比較）

	エンドクラウン	従来型クラウン
適応範囲	おもに大臼歯（小臼歯も可）	すべての歯種
クリアランス不足の症例への適応	・適応可能 ・クリアランスが小さくても強度や維持力を確保しやすい	・適応困難 ・クラウンレングスニング等のクリアランスを確保する処置が必要
歯質削除量・侵襲性	・比較的少ない ・歯頸部付近の健全エナメル質を保存可能	・多い ・エナメル質の保存は困難 ・フェルール付与のため、骨縁上組織付着に対する侵襲が必要な場合がある
形成・印象採得のしやすさ	・支台歯形成時の視認性がよい ・フィニッシュラインが明瞭になりやすい ・歯肉溝滲出液や出血の影響を受けにくい	・支台歯形成時の視認性が悪い部位がある ・歯肉縁下形成の場合、印象採得がやや煩雑
チェアータイム・治療期間	支台築造を省略できるため短縮可能	支台築造のための処置時間や治療期間が必要
根管汚染・パーフォレーションリスク	・小さい ・ポスト形成は不要	・切削器具によるポスト形成でリスクあり ・狭窄・湾曲根管ではパーフォレーションのリスクあり
補綴装置の装着方向	隣在歯によって規制される	支台築造によって修正可能なため規制されにくい
審美性	セメントラインが見える可能性あり	良好
除去性	修復材料によって補綴装置の除去に時間がかかる可能性あり	・補綴装置の除去は容易 ・補助的保持形態がある場合、やや煩雑

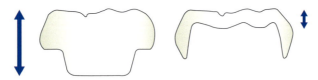

図❶ エンドクラウンと従来型クラウンの厚みの違い

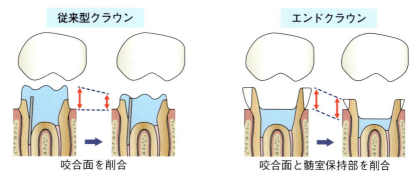

図❷　咬合面クリアランス確保における違い。従来型クラウンの支台歯では、通常クリアランス確保のために咬合面を削合すると、支台歯高径は低くなる。支台歯高径が十分になく維持力が不足する場合、フィニッシュラインを根尖側に下げることで歯冠高径を確保できるが、歯周組織に対する侵襲は多くなる。一方、エンドクラウンの支台歯では、クリアランス確保のために咬合面を削合しても、髄室保持部の底面（コンポジットレジン裏層面）をその分深く形成すればよいので侵襲が少ない。髄床底まで十分に距離があれば、髄室保持部の長さは確保できる

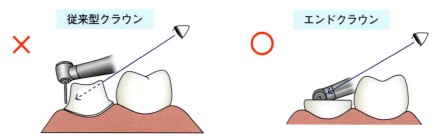

図❸　形成時の視認性の違い。従来型クラウンの場合、上顎7番の遠心面などは直視できないため、形成時にミラーテクニックが必要である。一方、エンドクラウンでは形成面を直視可能であり、形成時の視認性は良好である

　また、フェルール確保を目的としたクラウンレングスニングや矯正的挺出などの処置は不要となるため、歯冠補綴に伴う侵襲を抑えることができる（**図2**）。エンドクラウンは、従来型のクラウンよりも骨縁上組織付着（生物学的幅径）を侵害しにくい補綴装置であるともいえる。

3. 形成および印象採得が容易である

　エンドクラウンの支台歯の咬合面は基本的に平坦で単純な形状にするため、支台歯形成時の視認性がよく、形成しやすい（**図3**）。また、フィニッシュライ

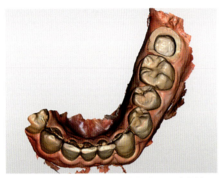 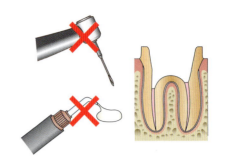

図❹ 光学印象を用いた支台歯の印象採得　　図❺ 支台築造やそれに伴うポスト形成を省略できる

ンは歯肉縁上にあるため印象採得が行いやすい。さらに、歯肉溝滲出液や出血の影響も受けにくいので、歯肉圧排は不要になることも多い。このような条件は、アナログ印象だけでなく、光学印象を行う際も有利である（図4）。

4．チェアータイムなどの短縮、ポスト形成に伴うリスク回避が可能

　エンドクラウンには支台築造は不要である。支台築造の処置を省略できることで、チェアータイムや治療期間の短縮を期待できる。また、コンポジットレジンによる裏層を行う必要はあるものの、回転切削器具を使用して積極的にポスト形成を行う必要はないことから、根管充塡材の封鎖性の低下やパーフォレーションが生じるリスクも回避できる（図5）。

5．既存のCAD/CAMシステムや材料、技術を活用できる

　患者や術者に対してだけではなく、技工サイドのメリットにも注目したい。エンドクラウンの製作では従来のCAD/CAMシステムや材料を使用できるため、新たな器材の導入は必須ではない。そして、技工作業や設計にかかる時間も従来のCAD/CAMで製作するクラウンと同程度である。既存の知識や技

表❷ エンドクラウンの適応症（保険診療におけるCAD/CAM冠の診療指針2024［日本補綴歯科学会］[1]を参考に作成）

適応症例	失活臼歯の単冠症例（保険診療では大臼歯に限る）
エンドクラウンに適した症例	• 歯冠高径が低い症例 • クリアランス確保が困難な症例 • 健全歯質が多く残存している症例 • 湾曲、狭窄根管をもつ症例 • フェルールの確保が困難な症例
注意が必要な症例	• 部分床義歯の鉤歯となる症例 • ブラキシズムなどの口腔習癖を有する症例 • 支台歯に過度の側方力がかかる症例 • 歯軸傾斜が著しい症例 • 審美性が重視される症例
適応外の症例	• 咬合面クリアランスが1.5mm以上確保できない症例 • フィニッシュラインが歯肉縁下に設定される症例 • 形成した咬合面から髄床底までの深さが2mm未満の症例 • 水平的歯質幅が2mm以上確保できない症例

術を有効に活用できることは歯科技工士の負担軽減という意味で大きな利点となる。

　また、既存のCAD/CAM冠と同様に、光学印象を行いフルデジタルワークフローで製作すれば、One Day Treatment（即日修復）も可能である。

エンドクラウンの適応症

　エンドクラウンの適応症は失活臼歯の単冠症例である。われわれが考えるエンドクラウンに適した症例、注意が必要な症例、適応外の症例を**表2**に示す。

　エンドクラウンに最も適した症例は歯冠高径の低い症例、クリアランス確保が困難な症例である。また、局所的な深いう蝕から根管治療に至ったケースなど、健全歯質が多く残存している症例においてもエンドクラウンの特長を活かすことができる。他にも、フェルールの確保が困難な症例やポスト形成時にパ

CHAPTER 1

総論

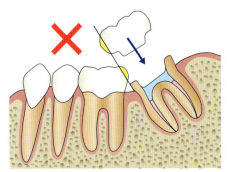
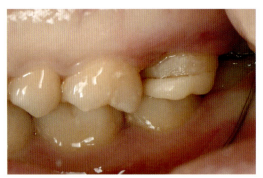

図❻ 支台築造による歯軸の修正ができないため、歯根が近遠心に傾斜しているケースでは、隣在歯が装着方向に対してアンダーカットになりやすい。隣接面形態の付与や装着が困難になる可能性があるため、注意が必要である

図❼ 大臼歯部では大きな問題になりにくいが、フィニッシュラインを歯肉縁下に設定できない関係上、マージン部のセメントラインが見える可能性に注意が必要である

ーフォレーションのリスクがある湾曲、狭窄根管をもつ症例も、エンドクラウンに適した症例である。

　注意が必要な症例は、部分床義歯の鉤歯となる症例、ブラキシズムなどの口腔習癖を有する症例、支台歯に過度の側方力がかかる症例などである。エンドクラウンはブラキシズムなどの口腔習癖や咬合に関するリスクファクターを有する症例に対しても信頼性の高い治療であるという報告もあるが[2]、適応は慎重に検討すべきである。その他にも、支台歯の歯軸傾斜が著しい症例、審美性が重視されるような症例や部位に使用する際は注意が必要である（図6、7）。

　一方で、適応外の症例は、咬合面クリアランスが1.5mm未満で補綴装置の強度が確保できない症例、フィニッシュラインが歯肉縁下であり確実な防湿下での接着操作が困難な症例、形成した咬合面から髄床底までの深さが2mm未満で髄室保持部の長さが確保できない症例、水平的歯質幅が2mm確保できない症例であるとされている（図8）。

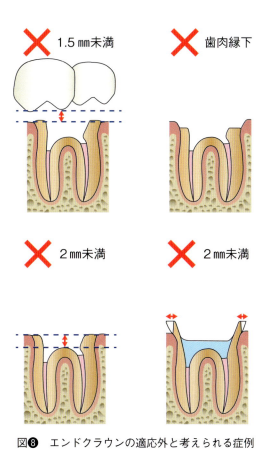

図❽　エンドクラウンの適応外と考えられる症例

【参考文献】

1) 日本補綴歯科学会：保険診療における CAD/CAM 冠の診療指針. 2024. https://www.hotetsu.com/files/files_1069.pdf
2) Belleflamme MM, Geerts SO, Louwette MM, Grenade CF, Vanheusden AJ, Mainjot AK: No post-no core approach to restore severely damaged posterior teeth: An up to 10-year retrospective study of documented endocrown cases. J Dent, 63:1-7, 2017.

CHAPTER 1-4

エンドクラウンの臨床成績

池田 弘[1]　駒形裕也[2]
1) 九州歯科大学　生体材料学分野
2) 同／東京都・氷川台たんぽぽ歯科クリニック

歯種別の臨床成績

　エンドクラウンが臨床に導入されてから20年以上が経過しており、さまざまな研究成果が報告されている。ここでは、代表的なレビュー論文を中心に、エンドクラウンの適応と考えられる小臼歯と大臼歯の臨床成績について述べる。

　Al-Dabbaghらのシステマティックレビューでは、小臼歯および大臼歯におけるエンドクラウンと従来型クラウンの臨床成績が比較されている[1]。**図1**に示すように、大臼歯エンドクラウンの5年間の残存率（survival rate）と成功率（success rate）は、従来型クラウンと比べて数値は低い傾向にあるが、これらの値に統計的な有意差はない。同様に、小臼歯のエンドクラウンは従来型クラウンに劣る傾向にあるが、統計的な有意差はない。つまり、小臼歯および大臼歯におけるエンドクラウンは、従来型クラウンと同程度の成功率と残存率であることが示された。一方で、筆者らは、エンドクラウンの症例数が少ないため、エンドクラウンの正確な成功率と残存率を求めるには、より多くの臨床研究が必要であると指摘している。

　Thomasらのシステマティックレビュー[2]では、8編の臨床研究論文で報告されたエンドクラウンの失敗事例がまとめられている（**図2**）。エンドクラウンの最も多い失敗は脱離であり、とくに小臼歯ではその頻度が高い。小臼歯は接着面積が比較的小さいことや、側方応力による回転方向へのモーメントが脱離の要因として考えられる。ただし、本論文で報告されている小臼歯エンドクラウ

		エンドクラウン	従来型クラウン
小臼歯	残存率	93.8%	98.4%
	成功率	74.4%	97.0%
大臼歯	残存率	89.1%	98.2%
	成功率	80.9%	91.0%

※中央：統計的な差はない

図❶　小臼歯および大臼歯におけるエンドクラウンと従来型クラウンの臨床成績（5年残存率と成功率）[1]。論文よりフォレストプロットを引用し、それを簡略化して表を作成している。本論文では、装置が口腔内に残存しているが何らかの問題がある場合を「残存」、装置が口腔内に残存し、問題点がまったくない場合を「成功」と定義している

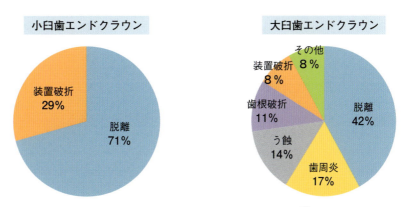

図❷　エンドクラウンにおける歯種別（小臼歯、大臼歯）の失敗割合[2]。症例数（失敗／症例）は、小臼歯7/64件、大臼歯36/516件であった。本データは8編の臨床研究論文の結果をまとめたものである

ンの失敗事例は7件と少なく、そのうちの5件は光重合型コンポジットレジンが装着に用いられていた。これら脱離した症例は、厚みがあるエンドクラウンによって照射光が減弱され、光重合型コンポジットレジンが十分に硬化できなかったことや、エンドクラウンが臨床に導入されて間もなかった（2000年代初頭）ため、形成や接着プロトコールに問題があった可能性がある。

　さらに当時は、光学印象やCAD/CAM切削加工の精度が低く、エンドクラウンの適合性が低かったことも要因と推測される。一方、エンドクラウンの装置自体の破折や歯根の破折による失敗は脱離より少ない。これは従来型クラウンより補綴物の厚みを確保できることや、ポスト形成が不要で健全歯質の温存ができるためと考えられる。

脱離について

　エンドクラウンは脱離が問題になるように思える。一方、エンドクラウンの脱離を考えるうえで重要な臨床研究が近年報告された[3]。この論文では、ガラスセラミックス（長石質陶材、二ケイ酸リチウムガラス、ジルコニア強化型二ケイ酸リチウムガラス）を使用し、デュアルキュア型レジンセメントを用いて装着したエンドクラウン修復の2年予後は、141件（内訳：大臼歯100本、小臼歯41本）において、136件にほとんど問題は生じておらず、5件の再修復が必要であったと報告している。5件の再修復が必要であった症例は、審美的理由（マージン部分の着色）が1件と、う蝕による再治療が4件であった。最近の臨床研究では、エンドクラウンの形成や接着プロトコールが正しく理解され、遵守されていることから、脱離が起こりにくくなったと推測される。つまり、エンドクラウンの成功には接着操作が重要であることを示している。

　また、この研究では、支台歯の残存壁数（1、2、3壁）に着目して統計的に比

較を行っており、残存壁数はエンドクラウンの予後に影響を及ぼさないと結論づけていることも興味深い。

　これまでの臨床研究をまとめると、エンドクラウンは大臼歯と小臼歯に適応可能であると考えられる。しかし、小臼歯に対するエンドクラウンの臨床研究はまだ少なく、その詳細はあきらかになっていない。また、5年を超える追跡調査が行われた臨床研究は限られているため、長期の臨床研究が求められる。

材料別の臨床成績

　エンドクラウンに使用されるおもな材料は、ガラスセラミックスまたはCAD/CAM用コンポジットレジンである。ここでは、それぞれの材料の臨床研究について述べる。

　長石質陶材は、最も古くからエンドクラウンに使用されている材料であり[4]、比較的多くの臨床研究と長期予後の報告がある。Ottoらの臨床研究によると、長石質陶材を用いた大臼歯エンドクラウンの12年予後は、残存率が90.5%であるという結果が示されている[5]。長石質陶材は、ガラスセラミックスのなかでも強度が低く、従来型クラウンでは大臼歯の修復に用いることができないが、エンドクラウンでは破折に抵抗できる厚みが十分にあるため、適応が可能であると臨床的に示されていることは興味深い。

　二ケイ酸リチウムガラスは高強度と優れた接着性をもつことから、最も信頼できるガラスセラミックスである。たとえば、3種類の材料（二ケイ酸リチウムガラス、ポリマー含浸セラミックス、ジルコニア）の大臼歯エンドクラウンの2年経過の予後を比較した臨床研究[6]によると、二ケイ酸リチウムガラスが最も失敗が少なく、優れた臨床成績であったと報告されている。

　CAD/CAM用コンポジットレジンは、ガラスセラミックスに比べると使用実

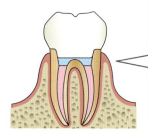

図❸ CAD/CAM用コンポジットレジンをエンドクラウンに用いる利点

績が少ない材料である。比較的長期の予後について報告されたものは、Vervackらの臨床研究である[7]。この論文では、CAD/CAM用コンポジットレジンを小臼歯と大臼歯のエンドクラウンに用いた場合、5年予後の残存率は87.5％であると報告されている。この残存率は許容範囲であるものの、セラミックスより比較的低いと述べられている。しかし、本研究で5年間の経過観察ができたのは24件と少なく、正確な臨床成績を議論するための必要数が不足していると考えられる。

　一方、CAD/CAM用コンポジットレジン製のエンドクラウンに関する基礎研究は充実しており、多くの論文でCAD/CAM用コンポジットレジンの優位性が示されている（図3）。たとえば、in vitroのエンドクラウンの破壊試験に関するシステマティックレビュー[8]では、CAD/CAM用コンポジットレジン製エンドクラウンの破壊強度と、二ケイ酸リチウムガラス製エンドクラウンの破壊強度に違いはないとされている。この結果は、材料学的観点からはCAD/CAM用コンポジットレジンはエンドクラウンに使用できることを示唆している。また、CAD/CAM用コンポジットレジンの弾性係数は象牙質に近似するため、エンドクラウンに適しているという結果が有限要素解析や破壊試験で示されている[8]。CAD/CAM用コンポジットレジンは、対合歯の摩耗が小さいことも利点と考えられる。

まとめ

　これまでの臨床研究の結果から、エンドクラウンは大臼歯と小臼歯に適応可能な装置であるといえる。エンドクラウン成功のポイントは接着操作であり、正しい接着操作によって、脱離を回避できると考えられる。一方、5年を超える予後を調査した臨床研究はいずれの材料においても多くない。とくに、CAD/CAM用コンポジットレジンを用いた臨床研究は少ない。また、小臼歯エンドクラウンも臨床研究が少ない。エンドクラウンの適応症をあきらかにするために、今後の研究成果に期待したい。

【参考文献】

1 ） Al-Dabbagh, R.A.: Survival and success of endocrowns: A systematic review and meta-analysis. J. Prosthet. Dent, 125, 415e411–415e419, 2021. doi:10.1016/j.prosdent.2020.01.011.

2 ） Thomas, R.M. Kelly, A. Tagiyeva, N. Kanagasingam, S: Comparing endocrown restorations on permanent molars and premolars: a systematic review and meta-analysis. Br Dent J, 2020. doi:10.1038/s41415-020-2279-y.

3 ） Jalali, S. Asgari, N. Pirooz, P. Younespour, S. Atri, F: Comparison of Clinical Efficacy of CAD/CAM Endocrowns Made of Feldspathic, Zirconia Lithium Silicate, and Lithium Disilicate: A Two-year Mixed Cohort Study. J. Dent, 105019, 2024. doi:10.1016/j.jdent, 105019, 2024.

4 ） Bindl, A. Mormann, W.H.: Clinical evaluation of adhesively placed Cerec endo-crowns after 2 years--preliminary results. J. Adhes. Dent, 1, 255-265, 1999.

5 ） Otto, T. Mormann, W.H.: Clinical performance of chairside CAD/CAM feldspathic ceramic posterior shoulder crowns and endocrowns up to 12 years. Int. J. Comput. Dent, 18, 147-161, 2015.

6 ） El-Ma'aita, A. M, A.A.-R.a. Abu-Awwad, M. Hattar, S. Devlin, H.: Endocrowns Clinical Performance and Patient Satisfaction: A Randomized Clinical Trial of Three Monolithic Ceramic Restorations. J. Prosthodont, 2021. doi:10.1111/jopr.13414.

7 ） Vervack, V. Keulemans, F. Hommez, G. De Bruyn, H. Vandeweghe, S.: A completely digital workflow for nanoceramic endocrowns: A 5-year prospective study. Int. J. Prosthodont, 35, 259-268, 2022. doi:10.11607/ijp.7545.

8 ） Beji Vijayakumar, J. Varadan, P. Balaji, L. Rajan, M. Kalaiselvam, R. Saeralaathan, S. Ganesh: A. Fracture resistance of resin based and lithium disilicate endocrowns. Which is better? - A systematic review of in-vitro studies. Biomater Investig Dent, 8, 104-111, 2021. doi:10.1080/26415275.2021.1932510.

CHAPTER 1-5

エンドクラウンに使用される材料

池田 弘[1]　駒形裕也[2]

1）九州歯科大学　生体材料学分野
2）同／東京都・氷川台たんぽぽ歯科クリニック

CAD/CAM材料

　エンドクラウンには、おもに二ケイ酸リチウムガラスとCAD/CAM用コンポジットレジンの使用が推奨される（**表1**）。以下これらの材料や、文献で報告されている材料について解説する。

1. 二ケイ酸リチウムガラス

　二ケイ酸リチウムガラスはガラスセラミックスに分類され、リチウムシリケートガラスのマトリックス中に$Li_2Si_2O_5$などの針状結晶が析出した結晶化ガラスである[1]。CAD/CAM切削加工用とプレス成形用があるが、物性に違いはほ

表❶　エンドクラウンに使用されるCAD/CAM材料

	分類	曲げ強さ（MPa）	接着性	推奨
二ケイ酸リチウムガラス	セラミックス（ガラスセラミックス）	約400-500	◎	◎
コンポジットレジン	複合材料	約200-300	○	◎
ジルコニア	セラミックス（高密度焼結体）	約600-1,400	△	△
長石質陶材	セラミックス（ガラスセラミックス）	約100-150	◎	○
ポリマー含浸セラミックス	複合材料	約100-150	○	○
PEEK	樹脂（スーパーエンジニアリングプラスチック）	約150-200	△	△

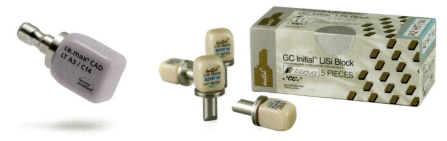

図❶　二ケイ酸リチウムガラス。IPS e.max キャド（Ivoclar Vivadent：左）は、切削加工後、焼成することで歯冠色となり、高強度になる。LiSi ブロック（ジーシー：右）は、切削加工後の焼成は必要ない。one-day treatment（one-visit treatment）に適している

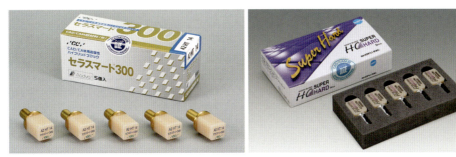

図❷　CAD/CAM 用コンポジットレジン。ジーシーセラスマート300（左）と松風ブロック HC スーパーハード（松風）

とんどない。CAD/CAM 用ブロックには、切削加工後に加熱処理を施して結晶を析出させるタイプと、加熱処理をせずにそのまま使用できるタイプが存在する（図1）。

また、二ケイ酸リチウムガラスの派生系として、ジルコニア粒子を添加したジルコニア強化型二ケイ酸リチウムガラスがある[2,3]。二ケイ酸リチウムガラスは機械的強度と接着性に優れており、エンドクラウンに使用する際には最も信頼性の高い材料である。使用上のおもな注意点は、劣化によって針状結晶が表面に露出した場合に対合歯を摩耗させる可能性があることである。

2．CAD/CAM 用コンポジットレジン（図2）

コンポジットレジンは、レジンマトリックス中に無機フィラーが分散した構造をもつ複合材料である。基本構造は、充填用や成形修復用のコンポジットレ

ジンと同じである。CAD/CAM用コンポジットレジンは、従来のコンポジット
レジンと比較して、高い重合率とフィラー含有率を有している。その結果、
機械的性質や物理化学的性質が充塡用または成形修復用のコンポジットレジン
よりも優れている。弾性係数が象牙質に近似しており、エンドクラウンの材料
として適すると考えられる[4]。また、ガラスセラミックスに比べて比較的切削
しやすく、再治療時の除去はセラミックスより容易である。

　しかし、耐摩耗性はセラミックスに比べて劣るため、大臼歯のエンドクラウ
ンに使用する場合は、咬耗による変化に注意が必要である。また、吸水による着
色の可能性がある。

3．その他の材料

　エンドクラウンはその他にもさまざまな材料が文献で報告されている。

１）ジルコニア（図３）

　ジルコニアは、高密度焼結体に分類されるセラミックスであり、イットリア
を３〜６％含有するイットリア安定化ジルコニアが一般的である。これらは強
度が高く、従来型クラウンなどに用いられている。しかし、エンドクラウンに
おいてはジルコニアの使用実績は少ない。その理由として、エンドクラウンは
補綴装置の厚みを十分に確保しやすく、装置の破折を防ぐためにジルコニアほ
ど高強度の材料を使用する必要がないことや、除去の困難さ、歯根破折のリス
クがあることなどが挙げられる。

２）長石質陶材（図４）

　最も古くから歯科用ガラスセラミックスとして使用されており、審美性に優
れるものの機械的強度は高くない材料である。厚みのあるエンドクラウンでは
破折リスクは低減されるものの、使用には注意が必要である。

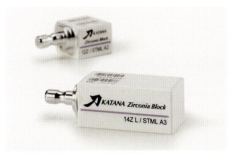

図❸　ジルコニア。カタナ® ジルコニアブロック（クラレノリタケデンタル）

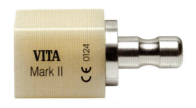

図❹　長石質陶材。ビタブロックマークⅡ（ビタ）

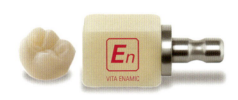

図❺　ポリマー含浸セラミックス。ビタエナミック（ビタ）

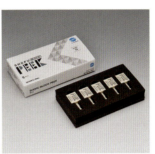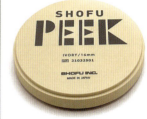

図❻　PEEK（ポリエーテルエーテルケトン）。松風PEEK（松風）

3）ポリマー含浸セラミックス（図5）

　セラミックス骨格とレジンポリマー骨格の共連続構造をもち、歯質に近い機械的性質と優れた接着性を兼ね備えている。そのため、エンドクラウンの臨床実績が比較的多い。しかし、曲げ強さはCAD/CAM用コンポジットレジンに劣る。

4）PEEK（ポリエーテルエーテルケトン）（図6）

　耐熱性や機械的性質に優れ、おもにフレームワークやインプラントのアバットメントとして使用される。審美性が低いため、前装されることが多い。また、接着性が低いことから、エンドクラウンには不向きな材料であり、使用実績は少ない。

5）金属材料

　チタンやコバルトクロム合金などの非貴金属合金が使用されることもあるが、エンドクラウンでは厚みを確保できるため、金属の使用実績は少ない。

レジンセメント

　エンドクラウンの成功は接着に大きく依存するため、エンドクラウンの装着にはレジンセメントの使用が推奨される。なかでもセルフキュア型レジンセメントが最も信頼性が高い。デュアルキュア型レジンセメントも使用できるが、製品の特性を十分に理解し、正しい接着操作を行う必要がある。エンドクラウンは従来型クラウンよりも分厚く、光の透過が困難であるため（**図7**）、深部での光照射による重合硬化は起こりにくい[5]。そのため、おもに化学重合によるセメントの硬化に頼る必要がある。光の届きにくいエンドクラウンでは、ライトキュア型レジンセメントの使用は基本的に推奨されない。

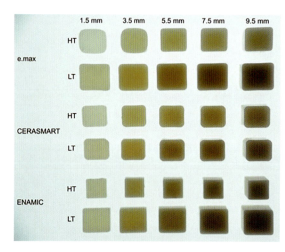

図❼　CAD/CAM材料の厚みと光透過性[5]。従来型クラウンの厚み（たとえば1.5mm）と比べ、エンドクラウン（5.5mm、7.5mm、9.5mm）では、いずれの材料のハイトランスルーセント（HT）においても光が通りにくい

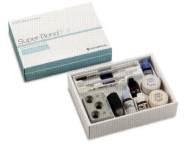

図❽ エンドクラウンの装着に推奨される化学重合型レジンセメント。例：スーパーボンド（サンメディカル）

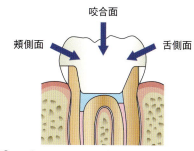

図❾ デュアルキュア型レジンセメントを用いる場合の光照射。光照射は咬合面、頬側面、舌側面の3方向から十分に行う必要がある

1. セルフキュア型（化学重合型）レジンセメント

　セルフキュア型レジンセメントは、光照射による硬化ではなく、時間経過とともに重合硬化が進むタイプのレジンセメントである。光が届かない場所でも完全に硬化することが可能なセルフキュア型レジンセメントは、エンドクラウンの接着に最も適していると考えられる（図8）[6]。とくにMMA系レジンセメントは、CAD/CAM用コンポジットレジンと接着しやすく、コンポジット系レジンセメントより優れた接着耐久性を示す[7]。

2. デュアルキュア型レジンセメント

　デュアルキュア型レジンセメントは、光照射による硬化（光重合）と時間経過による硬化（化学重合）を兼ね備えたレジンセメントである。エンドクラウンは厚みがあるため、デュアルキュア型レジンセメントを使用する際は、通常のクラウンよりも長い照射時間が必要である（図9）[8]。デュアルキュア型レジンセメントのなかには、化学重合が進みやすい製品があり、これらの製品の使用が推奨される（図10）。さらに、歯質への接着性を向上させるためには、ボンディング材などの使用が必須である。ボンディング材などの種類によっては、レジ

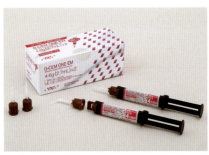 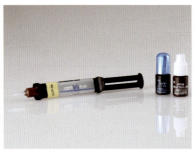 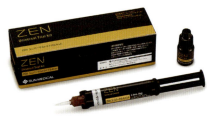

図⓾　エンドクラウンの合着に使用されるデュアルキュア型レジンセメントの例。左から、ジーセムワンEM（ジーシー）、パナビア® V5（クラレノリタケデンタル）、ZEN（クルツァージャパン）。これらの製品は、ボンディング材またはプライマーと併用することで、タッチキュアによる重合硬化が促進するといわれている

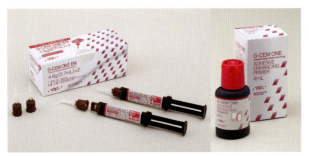 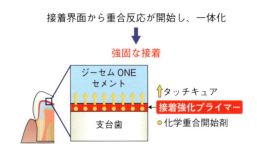

図⓫　ボンディング材とデュアルキュア型レジンセメントの組み合わせ例（左）。これらの組み合わせは、コンタクトキュアによって光が当たらない場合でも、重合硬化が進む（右）

ンセメントの重合硬化を促進する成分が含まれているものがあり（図11）、このようなボンディング材がレジンセメントと接触すると、光が当たらない環境下でも重合硬化が促進される（タッチキュア）。したがって、ボンディング材などを選択する際は、タッチキュアが起こる製品をお勧めする。

3．ライトキュア型（光重合型）レジンセメント

　ライトキュア型レジンセメントは、光照射によって重合硬化するレジンセメントである。エンドクラウンが登場した初期のころ（2000年代初頭）、光重合型のレジンセメントや光重合型のコンポジットレジンがエンドクラウンの接着

に使用されることがあった。しかし、これらの材料は光が届かない場所での硬化不良を起こしやすく、その結果、脱離が多くみられたとされる[9]。そのため、光重合型レジンセメントの使用は推奨されない。

【参考文献】

1) Lohbauer U, Fabris D C N, Lubauer J, Abdelmaseh S, Cicconi M R, Hurle K, de Ligny D, Goetz-Neunhoeffer F, Belli R: Glass science behind lithium silicate glass-ceramics. Dent. Mater, 2024. doi:10.1016/j.dental.2024.03.006.

2) Dartora N R, Mauricio Moris I C, Poole S F, Bacchi A, Sousa-Neto, M D, Silva-Sousa Y T, Gomes E A: Mechanical behavior of endocrowns fabricated with different CAD-CAM ceramic systems. J. Prosthet. Dent, 125: 117-125, 2021. doi:10.1016/j.prosdent.2019.11.008.

3) Hajimahmoudi M, Rasaeipour S, Mroue M, Ghodsi S: Evaluation of Marginal and Internal Fit of CAD/CAM Endocrowns with Different Cavity Tapers. Int. J. Prosthodont, 2021. doi:10.11607/ijp.6877.

4) Gresnigt M M, Ozcan M, van den Houten M L, Schipper L, Cune M S: Fracture strength, failure type and Weibull characteristics of lithium disilicate and multiphase resin composite endocrowns under axial and lateral forces. Dent. Mater, 32: 607-614, 2016. doi:10.1016/j.dental.2016.01.004.

5) Ikemoto S, Komagata Y, Yoshii S, Masaki C, Hosokawa R, Ikeda H: Impact of CAD/CAM Material Thickness and Translucency on the Polymerization of Dual-Cure Resin Cement in Endocrowns. Polymers, 16: 661, 2024.

6) 駒形裕也，永松有紀，池田 弘：CAD/CAM用コンポジットレジン製のエンドクラウンの厚みがレジンセメントの重合率に及ぼす影響．日本歯科理工学会誌，42：64，2023.

7) Komagata Y, Nagamatsu Y, Ikeda H: Comparative Bonding Analysis of Computer-Aided Design/Computer-Aided Manufacturing Dental Resin Composites with Various Resin Cements. Journal of Composites Science, 7: 418, 2023. doi:10.3390/jcs7100418.

8) de Kuijper M, Ong Y, Gerritsen T, Cune M S, Gresnigt M M M: Influence of the ceramic translucency on the relative degree of conversion of a direct composite and dual-curing resin cement through lithium disilicate onlays and endocrowns. J. Mech. Behav. Biomed. Mater, 122, 104662, 2021. doi:10.1016/j.jmbbm.2021.104662.

9) Bindl A, Richter B, Mormann W H: Survival of ceramic computer-aided design/manufacturing crowns bonded to preparations with reduced macroretention geometry. Int. J. Prosthodont, 18: 219-224, 2005.

CHAPTER 2

臨床手順

エンドクラウン修復では、歯内療法後、コンポジットレジン裏層→支台歯形成→印象・咬合採得→技工物製作→装着の順で治療が進む。

本章では、各ステップにおける原則や注意点などを順に解説する。よくある疑問点などはQ&A形式で記載している。これらの知識は円滑に治療を進めるために役立つはずである。

CHAPTER 2-1

CR裏層

吉居慎二[1]　**渡辺崇文**[2]
1）九州歯科大学　ラーニングデザイン教育推進分野
2）九州歯科大学　顎口腔欠損再構築学分野

エンドクラウン修復では、支台築造の代わりに、根管口を封鎖するように窩洞内にコンポジットレジン（以下、CR）を充填し裏層を行う。このとき、単にCRを窩洞に充填すればよいというわけではなく、最終的な支台歯の形態をイメージした裏層を行う必要がある。ここではCR裏層の目的や意識したいポイントについて解説する。

CR裏層の目的

エンドクラウンにおけるCR裏層の目的は窩洞の単純化、コロナルリーケージの防止である。

1. 窩洞の単純化

エンドクラウンはCAD/CAMによって製作するため、適合面における凹凸は補綴装置の適合性に大きく影響を与える。う蝕除去後の髄室壁面には凹凸やアンダーカットが残る場合が多いが、CR裏層にはこれらを単純窩洞化し、CAD/CAMによって製作しやすい形態に整える役割がある（**図1**）。

また、窩洞を単純化する過程でテーパーを調整することも可能である。歯内療法後の髄室壁面のテーパーの大小によっては、最終的な支台歯のテーパーを6°程度に調整する必要がある。このとき、髄室の残存歯質を削合してテーパーを付与するよりも、髄室壁面にCRを一部残すかたちで適度なテーパーを付与

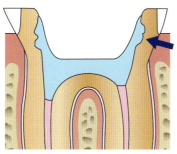
図❶ 髄室壁面の凹凸は裏層時にCRでならし、単純窩洞化する

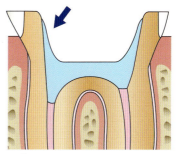
図❷ 髄室壁面のテーパーが小さい場合、裏層時にCRを多めに充塡しておき、支台歯形成で適度なテーパーに調整する

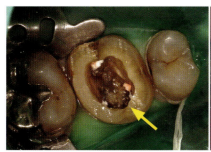
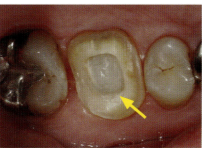
図❸ CR裏層によって窩洞の単純化、およびテーパーを調整した支台歯

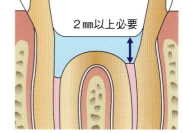
図❹ CR裏層の厚さ

するほうがよいと考える（図2、3）。

　髄室壁面にCRの層が残存することの是非については明確な結論は出ていないと思われる。しかし、われわれがこれまで経験した症例では、少なくとも脱離などの問題は起こっていない（Chapter 3：症例参照）。

2．コロナルリーケージの防止

　補綴装置と根管充塡材の間に介在するCRは、コロナルリーケージの防止においても重要な役割を果たす。コロナルリーケージを防止するためには、支台歯形成が完了した段階で2mm以上裏層の厚さが残っている必要がある（図4）[1]。

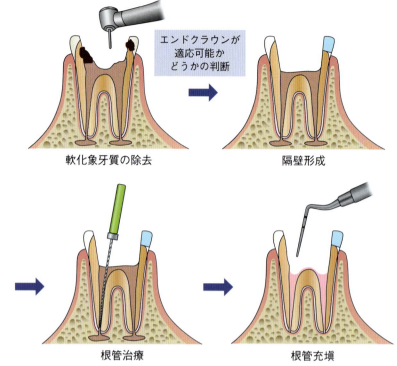

図❺ 歯内療法は通法に従って行う。う蝕除去後に、歯肉縁上に歯質が残存しているか、水平的歯質幅や髄床底までの深さは十分あるかなどを確認しておく

CR裏層までの治療の流れ

　CR裏層に先立ち歯内療法が必要な場合は、通法に従い治療を行う。エンドクラウン修復であっても、歯内療法の基本は変わらない。歯冠部軟化象牙質の除去、防湿環境の整備を確実に行う。ここで最も重要なポイントは、隔壁形成を行う前にエンドクラウンの適応かどうかを判断しておくことである（図5）。隔壁形成後は、エンドクラウンの適応条件にかかわる残存歯質の量や形態、髄床底までの深さ等が確認しにくくなる。根管充塡後はCR裏層にスムーズに移行できるように、最終補綴をどうするかの判断をあらかじめ行っておく必要がある。

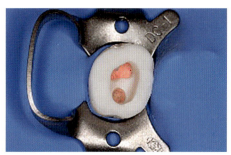
図❻ 根管充填後

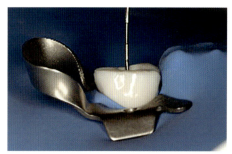
図❼ 歯周プローブによる測定

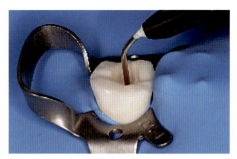
図❽ CRを積層充填

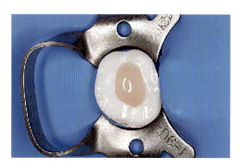
図❾ 裏層後

CR裏層の方法

　根管口付近の余剰な根管充填材を除去し、歯面処理後にCR裏層を行う。その際、最終的な支台歯の形態をイメージして、過不足なく充填を行ったほうが材料の無駄がない。事前に歯周プローブで咬合面から髄床底までの距離を測定しておくことで、おおよその充填量の参考にすることができる（図6～9）。

Q. CR裏層のコツは？　A. あらかじめ根管口から1～2mm程度深くまでガッタパーチャポイントを除去しておく

　CR裏層の厚さは2mm残す必要があるが、支台歯形成で髄室保持部を形成するとき、CR裏層の厚みがどの程度残っているかを判断することは難しい。その

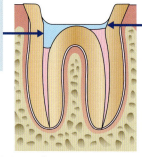

根管口より1〜2mm程度根管充填材を除去しておくことで、裏層の厚みが確保される

髄床底が浅い場合、髄室保持部を形成すると裏層の厚みが残らなくなることがある

図⓾　CR裏層の厚みを残すための工夫

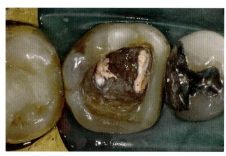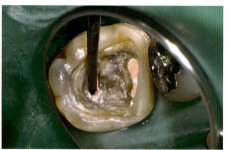

図⓫　ヒートプラガーによる根管充塡材の除去

ため、あらかじめ根管口から1〜2mm程度深くまで根管充塡材を除去しておくとよい。そうしておくことで、CR裏層の厚みを確実に残すことができる（**図10**）。

Q. 根管充塡材の除去方法は？　A. ヒートプラガーを用いて加熱して除去する

根管口付近の余剰なガッタパーチャポイントを除去する際には、回転切削器具や手用ファイルで除去するよりも、ヒートプラガーを用いたほうが根管充塡材の封鎖性に影響を与えにくく、漏洩が少ないといわれている（**図11**）[2]。

Q. CR裏層のタイミングは？　A. できれば根管充塡と同日が望ましい

CR裏層のタイミングは、仮封期間中の根管内汚染のリスクを考慮すると、根管充塡と同日がよいと考えられる。CR裏層は支台築造よりも短時間で行える

ため、根管充塡と同日であっても処置時間を確保しやすい。ただし、被着面に残留したNaClOや未硬化の余剰シーラーなどの接着阻害因子に注意する必要がある。別日にCR裏層を行う場合は、仮封を確実に行っておく。

Q. 裏層に用いる材料は？　A. CRを推奨する

　基本的にはフロアブルタイプのCRであればどのような材料でも構わない。理想的な材料は、歯質接着性に優れ、操作性がよく、装着に用いるレジンセメントとの接着が良好なものである。

　また、重合収縮が少ない材料も有効であると考えられる。さまざまな種類の材料で裏層を行い有限要素解析を行った研究では、弾性係数が象牙質に近い材料のほうが応力分散の面で有利であるという結果が報告されている。そのため、重合収縮が少なく、弾性係数が象牙質に近いフロアブルタイプのものが、裏層に適した材料のひとつとして挙げられている[3]。

【参考文献】

1）Yamauchi S, Shipper G, Buttke T, Yamauchi M, Trope M: Effect of orifice plugs on periapical inflammation in dogs. J Endod, 32(6): 524-526, 2006.

2）Mattison GD, Delivanis PD, Thacker RW, Jr., Hassell KJ: Effect of post preparation on the apical seal. J Prosthet Dent, 51(6): 785-789, 1984.

3）Tribst JPM, Lo Giudice R, Dos Santos AFC, Borges ALS, Silva-Concilio LR, Amaral M, et al: Lithium Disilicate Ceramic Endocrown Biomechanical Response According to Different Pulp Chamber Extension Angles and Filling Materials. Materials (Basel), 14(5), 2021.

CHAPTER 2-2

支台歯形成

畑 賢太郎[1]　**加来伸哉**[2]
1) 九州歯科大学　口腔再建リハビリテーション学分野
2) 九州歯科大学　生体材料学分野／福岡県・加来ひろし歯科医院

　エンドクラウンの支台歯形成は、補綴装置が適切に機能し、安定性と長期性を確保するための重要なステップである。しかし、その方法については過去の研究で多くの報告があるものの、明確な根拠に乏しいものも少なくない。よって、明確な原則は確立されていないのが現状である。そのため本項では、筆者らが過去の報告や学会発行の診療ガイドライン、他の補綴装置の形成原則を参考に考えたエンドクラウンの支台歯形成の原則について述べる。

エンドクラウンおよび各部の名称（図1）

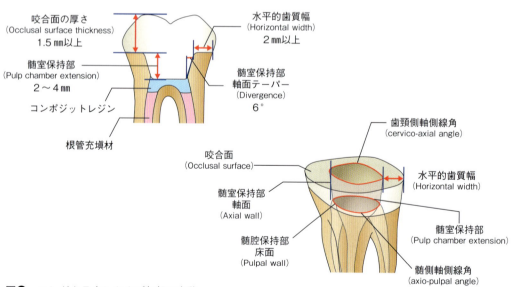

図❶　エンドクラウンおよび各部の名称

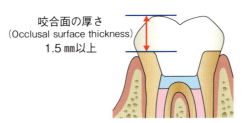

図❷　咬合面の厚さ

咬合面の厚さ（Occlusal surface thickness）

Q. 咬合面の適切な厚さは？　A. 1.5mm以上

　エンドクラウンの咬合面の厚さは、過去の報告[1]によれば2mm以上必要とされているが、この数値に根拠はなく、用いられる材料の力学的性質を考慮する必要がある。わが国で保険収載されている材料であるCAD/CAM用コンポジットレジンの場合、従来型クラウンに用いる際の厚さは1.5mm以上必要とされている[2]ため、エンドクラウンに応用する場合でも1.5mm以上の厚さを確保すべきであると考える。

　一方で、二ケイ酸リチウムガラスやジルコニアなど、力学的性質が優れている材料の場合、必ずしも1.5mm以上の厚さは必要ないと考えられる。理由としては、同材料が使用されることが多いオクルーザルベニア（咬合面を被覆する補綴装置）では0.3～1.5mmの厚さが適応とされており[3]、1.5mm以下の厚さであっても咬合圧に耐え得ると予想できるからである。このように、咬合面の厚さは基本的には1.5mm以上確保するべきであるが、使用する材料によっては1.5mm以下でも問題はなく、症例ごとに適切に設定することを推奨する（図2）。

水平的歯質幅（Horizontal width）

Q. 水平的歯質幅の適切な厚さは？　A. 2mm以上

　エンドクラウンを保持するうえでの水平的歯質幅に明確な根拠はないが、2

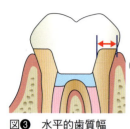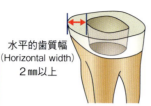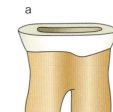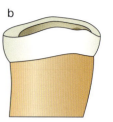

図❸　水平的歯質幅

図❹　平面（a）と曲面（b）のフィニッシュライン。平面を推奨するが、曲面になっても問題はない

mm未満では歯質の破折のリスクが考えられるため、2mm以上の残存歯質幅が必要との報告[1]がある。2mmを確保できない場合には、垂直的に歯冠を削合して歯質幅を確保する（図3）。

咬合面形態（Occlusal surface）

Q. 適切な咬合面形態は？　A. 平面もしくは緩やかな曲面

咬合面は、歯軸に対して垂直に位置し、平面もしくは緩やかな曲面にする。平面では歯質（とくにエナメル質）の温存に有利であるが、曲面では接着面積の獲得に有利である[4]。支台歯形成の簡便さを考慮すると、平面での形成を推奨したい。

しかし、水平的歯質幅の確保や隣接面の処理（後述）を行い、咬合面が垂直的に一定の高さに揃っていない場合、エンドクラウンの形態が複雑になり、切削加工に用いる機種によっては補綴装置の適合精度が低下するおそれがある。そのため、咬合面は全体として移行的になるように仕上げる必要がある。Fagesらの報告[1]によると、それぞれの高さの面に対して最大60°のスロープ状で面を繋ぐとされている（図4）。

髄室保持部（Pulp chamber extension）

Q. 髄室保持部の適切な深さは？　　**A.** 2〜4㎜

　髄室保持部の深さに関する報告がいくつか存在する[5〜7]が、一定の見解は得られていない。したがって、筆者らはエンドクラウンおよび歯質への応力分布の観点[4]、破壊抵抗性[8]、脱離への抵抗性、支台歯への適合性、あるいは光学印象採得の精度[9]を考慮し、髄室保持部の深さは2〜4㎜に設定すべきであると考える。防湿が可能で、接着に有効なエナメル質が十分残存している場合には、エンドクラウンと歯質の間に十分な接着力が得られると予想されるため、髄室保持部の深さは2㎜で問題ない。防湿が難しい、あるいは接着に有効なエナメル質がほとんどない場合には、機械的な保持力を増加させるため、4㎜までは髄室保持部を深くしてよい。

　日本補綴歯科学会発行の診療ガイドライン[10]によると、2㎜以上、可能であれば3〜5㎜の深さを確保することが推奨されている。筆者らも5㎜まで延長は問題ないと考えるが、補綴装置の保持力や破壊抵抗性が増加する利点と、歯根破折のリスクや光学印象採得の精度低下等の欠点をよく考慮して、髄室保持部の深さを設定する必要がある。

　また、咬合面の厚さが必要以上に確保され、エンドクラウン全体の厚さ（咬合面の厚さ＋髄室保持部の深さ）が5.5㎜以上となった場合、装着に用いるレジンセメントの種類によってはセメントの硬化が不十分になる可能性がある。そのため、エンドクラウン全体の厚みを考慮したうえで、レジンセメントを選択する必要がある[11]（詳細は材料の項目に記載）（**図5**）。

Q. 髄室保持部の適切な水平的な形態は？　　**A.** 髄室の解剖学的形態を参考にする

　髄室保持部の水平的な形態は、基本的には髄室の解剖学的形態に依存する。

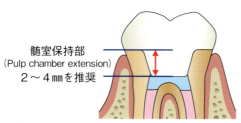
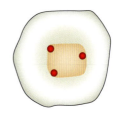

図❺　髄室

図❻　髄室保持部は、髄室の解剖的形態を参考にする。歯内療法後の形態からさらに拡大する必要はない

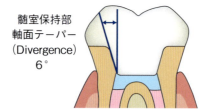

図❼　髄室保持部軸面のテーパー

歯質保存の観点から、歯内療法後の髄室の形態をさらに水平的に広げる必要はなく、適切な深さと軸面テーパーを与えるだけで十分である（図6）[12]。

Q. 髄室保持部の適切なテーパーは？　A. 6°程度

　髄室保持部軸面のテーパーは、歯根にかかる応力やエンドクラウンの適合性、保持力に影響を及ぼすと考えられる。海外の文献[12〜16]では、片側4〜14°のテーパーを付与しているケースが多いが、現在までに推奨できるテーパーについては一定の見解を得られていない。有限要素解析を行った研究[17]によると、テーパーは大きすぎても小さすぎても応力の集中が起こることから、6°程度、最大で12°程度のテーパーが望ましいとされている。一方で、日本補綴歯科学会発行の診療ガイドライン[10]では片側4〜6°とされている。エンドクラウンと歯質の間に十分な接着力が得られない場合、機械的な保持力を得るために、テーパーを片側4〜6°に設定するべきである（図7）。

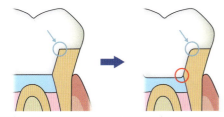
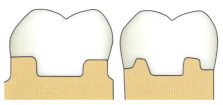

図❽ 髄室保持部の線角の処理（歯頸側軸側線角および髄側軸側線角は丸く仕上げる必要がある）

図❾ 左：バットジョイントマージン、右：フェルールマージン。形成の簡便化を考慮し、筆者らはバットジョイントマージンを推奨する

Q. 髄室保持部の線角への適切な対応は？　**A.** 丸く移行的に仕上げる

　エンドクラウンは基本的に切削加工で作製される。内面の不適合を避けるため[18]、従来型クラウンの支台歯における隅角部と同様に、髄室保持部の線角（歯頸側軸側線角および髄側軸側線角）はできるだけ滑らかに仕上げる（図8）。

フェルール（Ferrule）

Q. フェルールは必要か？　**A.** 基本的には必要ない

　エンドクラウンのフェルールに関しては、破壊抵抗性が向上するとの報告[19]がある一方で、付与の有無による有意差は認められないとの報告[20]もあり、現時点では一定の見解は得られていない。

　また、フェルールの付与により被着面積が増大し、エンドクラウンの保持力が向上するという報告[21]もあるが、筆者らは、フェルールによって接着に重要なエナメル質が失われることや、MIの観点からも、フェルールの付与はデメリットが大きいのではないかと考える。さらに、形成後の支台歯の形態が複雑化することによりエンドクラウンの適合性が低下するという報告[22]もあり、積極的にフェルールを付与する根拠はないと考える。

　したがって、筆者らはフィニッシュラインの形態はバットジョイントとし、フェルールは付与しないことを推奨する（図9）。

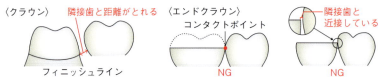

図❿　フィニッシュラインが隣接歯と接する場合、もしくはコンタクトポイントに近接する場合では、隣接面の処理が必要である

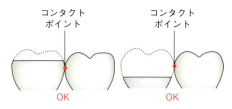

図⓫　咬合面クリアランスを確保したうえで、フィニッシュラインがコンタクトポイントより高位または低位にあり、隣接歯と距離が近接しすぎていなければ、隣接面の処理は必要ない

隣接面

Q. フィニッシュラインが隣接歯に接している場合の対応は？　**A.** 隣接歯と離す

　従来型クラウンの場合、支台歯形成後にフィニッシュラインが隣接歯と接することはないが、エンドクラウンの場合はフィニッシュラインが隣接歯に接する場合がある（図10、11）。フィニッシュラインと隣接歯の距離が近い症例では、印象採得時のエラー[23]や、それに伴う補綴装置の不適合が懸念されるため、後述する隣接面の処理を行う必要がある。

エンドクラウンの支台歯形成の実際

　エンドクラウンは従来型クラウンと比べて、大臼歯部のような狭いスペースでも支台歯形成が行いやすい。従来型クラウンの支台歯形成では、支台歯に適切なテーパーを付与するために、補綴装置の着脱方向に対して平行にバーを動かす必要がある。その際、支台歯と対合歯の距離が十分にない部位では、タービンなどの回転切削器具のヘッドが対合歯に当たってしまい、理想的な形成が難

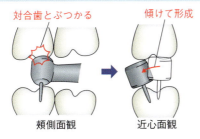
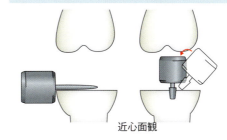

図⓬ 従来型クラウンの支台歯形成。支台歯と対合歯の距離が短い場合、タービンを傾けないと形成が難しく、適切なテーパーの付与が困難である

図⓭ エンドクラウンの支台歯形成。咬合面の形成は基本的に咬合面に対して平行に行い、髄室保持部の形成は根尖方向に沈み込ませるように行うため、対合歯との距離が短くても、比較的に容易に形成ができる

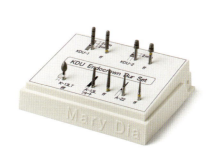
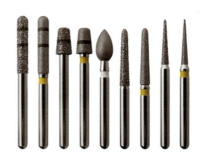

図⓮ KDUエンドクラウンバーセット。本学は㈱日向和田精密製作所の協力のもと、エンドクラウン形成用バーセットを考案した[24]

しい。一方、エンドクラウンの支台歯形成は、使用するバーの長さやタービンの動かし方が従来型クラウンの支台歯形成と異なるため、対合歯との距離が短くても比較的容易に行うことができる（**図12、13**）。

エンドクラウンの支台歯形成に用いるバー

　支台歯形成を合理的に行うためには、規格化されたバーを使用することが重要である。ここではエンドクラウンの支台歯形成を理想的に行うために必要な専用のバーを紹介する（**図14、表1**）[24]。

表❶ エンドクラウンの支台歯形成に用いるダイヤモンドバーの一覧（参考文献[24]より引用）

図	型番	粒度	バー	用途
Ø1.9 / 2.0 / 0.5 / 2.0 / 0.5 / 9.0	KDU-1	ミディアム		水平的にフラットな形成面を付与 目盛で頬舌方向の残存歯質を確認
Ø1.9 / 2.0 / 0.5 / 2.0 / 0.5 / 9.0	KDU-1ff	エクストラファイン		水平的にフラットな形成面を付与 目盛で頬舌方向の残存歯質を確認
Ø2.0 / 2.0 / 0.5 / 片側6° / 4.0 / Ø2.7	KDU-2	ミディアム		髄室保持部の形成 目盛で必要最低深度2mmを確認
Ø2.0 / 2.0 / 0.5 / 片側6° / 4.0 / Ø2.7	KDU-2ff	エクストラファイン		髄室保持部の形成 目盛で必要最低深度2mmを確認
Ø2.9 / Ø1.4 / 5.0	K-13LTfff	ウルトラファイン		線角を丸く仕上げる
Ø1.1 / 4° / 9.0 / Ø1.7	A-13L	ミディアム		隣接面付近の形態修正 移行的な形成を付与
Ø1.1 / 4° / 9.0 / Ø1.7	A-13Lff	エクストラファイン		隣接面付近の形態修正 移行的な形成を付与
7° / 7.0 / Ø1.3	A-22	ミディアム		隣接面付近の形態修正
7° / 7.0 / Ø1.1	A-22ff	エクストラファイン		隣接面付近の形態修正

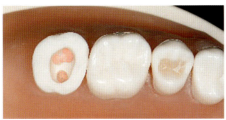
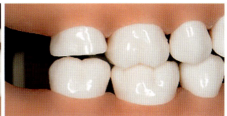
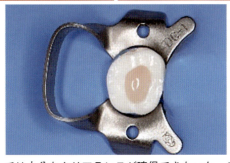

図⓯ 従来型クラウンでは十分なクリアランスが確保できないケースを想定。根管充塡後、コンポジットレジン裏層まで行った状態

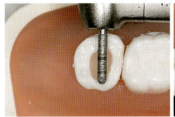
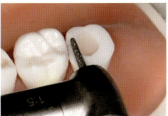
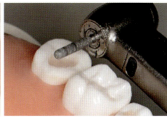
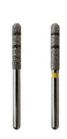

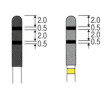
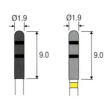

図⓰ 咬合面形成。事前に対合歯とのクリアランスを確認したうえで、KDU-1を使用し、咬合面にガイドグルーブを形成し、各グルーブを繋ぐようにして、平面もしくは滑らかな曲面に形成を行う。KDU-1にはテーパーが付与されていないので、咬合面を均一なクリアランスで形成できる。また、KDU-1には目盛りがついており、歯質幅が2mm未満の部位があれば、その部位を垂直的に削除して、歯質幅を2mm以上確保する。最後にKDU-1ffを用いて、形成面を仕上げる

エンドクラウンの支台歯形成の手順

ここでは、従来型クラウンでは十分なクリアランスが確保できない場合を想定し、先述した専用のバーを用いた支台歯形成の手順を解説する（図15〜21）。

053

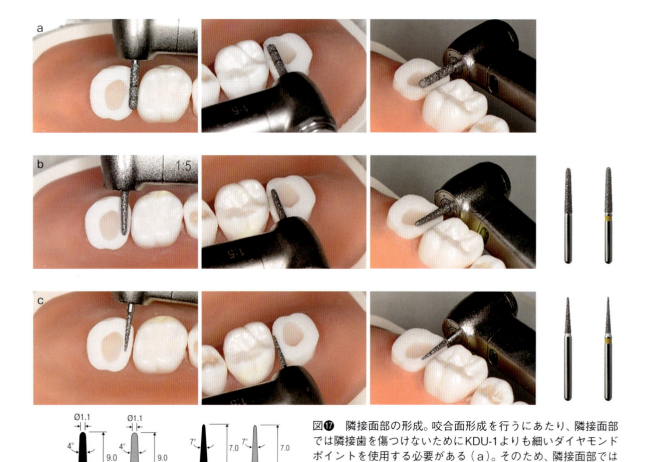

図⓱ 隣接面部の形成。咬合面形成を行うにあたり、隣接面部では隣接歯を傷つけないためにKDU-1よりも細いダイヤモンドポイントを使用する必要がある（a）。そのため、隣接面部ではA-13LショートやA-22を用いて形成を行い、A-13Lffショートや A-22ffを用いて仕上げを行う（b、c）

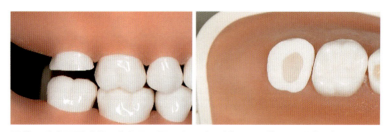

図⓲ 咬合面形成後。咬合面は平面もしくは緩やかな曲面で形成を行う

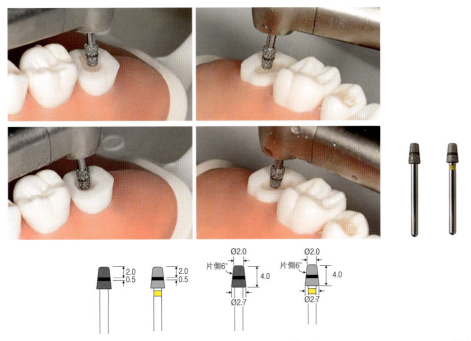

図⓳　髄室保持部の形成。髄室保持部はKDU-2を用いて形成を行う。KDU-2は6°テーパーが付与されており、髄室保持部を理想的なテーパーで形成できる。また、先端から2mmの位置にマーキングが施されており、髄室保持部の深さが2mm以上確保できているかを確認できる。最後に、KDU-2ffを用いて仕上げを行う

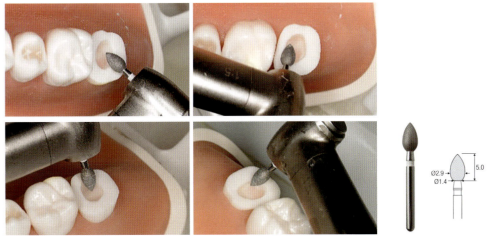

図⓴　歯頸側軸側線角の形態修正。歯頸側軸側線角は、K-13LTfffを用いて丸く移行的に形成を行う。このときに低速回転で使用することで、歯質を過剰に切削しすぎないように注意する必要がある

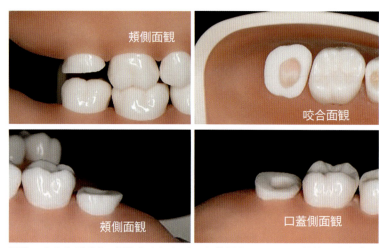

図㉑ 支台歯形成後。規格化されたバーを使用することで理想的な支台歯形成を行うことができる

隣接面の処理が必要なケースへの対処法

　先述したように、フィニッシュラインが隣接歯と接する場合、もしくは近接する場合では、隣接面の処理が必要である。ただし、エンドクラウンの隣接面の処理に関する明確なエビデンスがないため、本項では隣接面の処理の方法をいくつか紹介する。

1. （近心隣接面）緩やかなスロープ状に形成し、コンタクトポイントより低位にフィニッシュラインを設定して、フィニッシュラインと隣接歯との距離を確保する（図22）
2. （遠心隣接面）緩やかなスロープ状の形成を行っても隣接歯と十分な距離が確保できない場合に、急なスロープ状の形成を行う。咬合面形成後に頬側や舌側の歯質を保存し、フィニッシュラインと隣接歯との距離を確保する（図22）

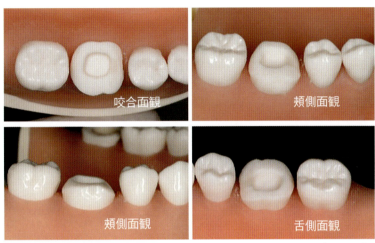

図㉒ 隣接面の処理後の支台歯。（近心隣接面）緩やかなスロープ状の形成、（遠心隣接面）急なスロープ状の形成

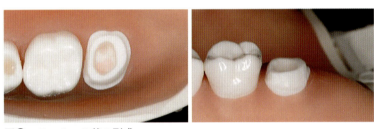

図㉓ フェルール状の形成

3. フェルール状の形成。フェルールのように歯質を残し、フィニッシュラインをヘビーシャンファーなどで形成する。CAD/CAMにより補綴装置を作製する場合、残存歯質の厚みや高さによってはブロックの正確な削り出しが難しく、適合が悪くなる可能性があるため、形成時には注意が必要である（図23）。

【参考文献】

1) Fages M, Bennasar B: The endocrown: a different type of all-ceramic reconstruction for molars. J Can Dent Assoc, 79: d140, 2013.

2) An SJ, et al: Influence of thermo-mechanical aging on fracture resistance and wear of digitally standardized chairside computer-aided-designed/ computer-assisted-manufactured restorations. J Dent, 130: 104450, 2023. doi: 10.1016/j.jdent. 2023.104450.

3) Alghauli M, et al: Clinical outcomes and influence of material parameters on the behavior and survival rate of thin and ultrathin occlusal veneers: A systematic review. J Prosthodont Res, 67 (1): 45-54, 2023.

4) Zhang Y, et al: The synergetic effect of pulp chamber extension depth and occlusal thickness on stress distribution of molar endocrowns: a 3-dimensional finite element analysis. J Mater Sci Mater Med, 33 (7): 56, 2022.

5) Gaintantzopoulou MD, El-Damanhoury HM: Effect of Preparation Depth on the Marginal and Internal Adaptation of Computer-aided Design/Computer- assisted Manufacture Endocrowns. Oper Dent, 41 (6): 607-616, 2016.

6) Dartora NR, de Conto Ferreira MB, Moris ICM, Brazão EH, Spazin AO, Sousa-Neto MD, et al: Effect of Intracoronal Depth of Teeth Restored with Endocrowns on Fracture Resistance: In Vitro and 3- dimensional Finite Element Analysis. J Endod, 44 (7): 1179-1185, 2018.

7) Rocca GT, et al: Restoration of severely damaged endodontically treated premolars: The influence of the endo-core length on marginal integrity and fatigue resistance of lithium disilicate CAD-CAM ceramic endocrowns. J Dent, 68: 41-50, 2018.

8) Dartora NR, et al: Mechanical behavior of endocrowns fabricated with different CAD-CAM ceramic systems. J Prosthet Dent, 125 (1): 0117-0125, 2021.

9) Gurpinar B, et al: Effect of pulp chamber depth on the accuracy of endocrown scans made with different intraoral scanners versus an industrial scanner: An in vitro study. J Prosthet Dent. 127 (3): 430-437, 2022.

10) 日本補綴歯科学会: 保険診療における CAD/CAM 冠の診療指針. 2024.

11) Ikemoto S, et al: Impact of CAD/CAM Material Thickness and Translucency on the Polymerization of Dual-Cure Resin Cement in Endocrowns. Polymers (Basel), 16 (5): 661, 2024.

12) Zhu J, et al: Effect of central retainer shape and abduction angle during preparation of teeth on dentin and cement layer stress distributions in endocrown-restored mandibular molars. Dent Mater J, 39 (3): 464-470, 2020.

13) Elashmawy Y, Elshahawy W, Seddik M, Aboushelib M: Influence of fatigue loading on fracture resistance of endodontically treated teeth restored with endocrowns. J. Prosthodont. Res, 9: 218-220, 2020.

14) Dogui H, Abdelmalek F, Amor A, Douki N: Endocrown: An alternative approach for restoring endodontically treated molars with large coronal destruction. Case Rep. Dent, 30,

1581952, 2018.

15）Lin J, Lin Z, Zheng Z: Effect of different restorative crown design and materials on stress distribution in endodontically treated molars: A finite element analysis study. BMC Oral Health, 18, 226, 2020.

16）Darwish H A, Morsi T S, El Dimeery A G: Internal fit of lithium disilicate and resin nano-ceramic endocrowns with different preparation designs. Future Dent. J, 3: 67-72, 2017.

17）Tribst JPM, et al: Lithium Disilicate Ceramic Endocrown Biomechanical Response According to Different Pulp Chamber Extension Angles and Filling Materials .Materials（Basel）, 14（5）: 1307, 2021.

18）Örtorp A, Jönsson D, Mouhsen A, Vult von Steyern P: The fit of cobalt-chromium three-unit fixed dental prostheses fabricated with four different techniques: a comparative in vitro study. Dent Mater, 27（4）: 356-363, 2011.

19）Taha D, et al: Fracture resistance and failure modes of polymer infiltrated ceramic endocrown restorations with variations in margin design and occlusal thickness. J Prosthodont Res, 62（3）: 293- 297, 2018.

20）Alamin AM, et al: Impact of Marginal Preparation Design on the Fracture Resistance of Endo-Crown All-Ceramic. IOSR-JDMS, 18（4）: 11-17, 2019.

21）Farghal A, et al: Effect of ceramic materials and tooth preparation design on computer-aided design and computer-aided manufacturing endocrown adaptation and retentive strength: An in vitro study. Clin Exp Dent Res, 10（1）: e843, 2024.

22）Einhorn M, et al: Preparation Ferrule Design Effect on Endocrown Failure Resistance. J Prosthodont, 28（1）: e237-e242, 2019.

23）Ferrari M, et al: The ability of marginal detection using different intraoral scanning systems: A pilot randomized controlled trial. Am J Dent, 31（5）: 272-276, 2018.

24）加来伸哉，渡辺崇文，駒形裕也，吉居慎二，正木千尋，池田 弘：KDU エンドクラウンバーセットを用いた大臼歯エンドクラウン修復の一症例．九州歯科学会雑誌，2024．in press

CHAPTER 2-3

印象採得、咬合採得

谷口祐介[1]　一志恒太[2]

1) 福岡歯科大学咬合修復学講座　口腔インプラント学分野
2) 福岡歯科大学医科歯科総合病院　中央技工室

エンドクラウンの印象採得

　エンドクラウンは従来の弾性印象材による印象（アナログ印象）に加え、口腔内スキャナ（IOS）を用いた光学印象を選択できる。模型上でコンタクトや適合、咬合などを確認したい場合はアナログ印象が有効で、短期間で製作したい場合は光学印象が有効である*。

　エンドクラウンのフィニッシュラインは歯肉縁上に設定するため、印象採得時に歯肉溝滲出液や出血の影響を受けにくい。そのため、どちらの印象法でも比較的容易であるが、注意すべきポイントがいくつか存在することから、エンドクラウンの印象採得で起こりやすい注意点を紹介する。

アナログ印象における注意点

注意点1 支台歯周囲の印象体ちぎれ（図1）
対処法 下部鼓形空隙が大きい部位は、あらかじめユーティリティーワックス等でブロックアウトを行う。

注意点2 支台歯に貯留した水分による印象材の分離、変形（図2）
対処法 唾液などの水分は、印象採得の直前にエアーや吸引により除去する。

＊ただし、2024年現在、光学印象から製作する方法は保険診療では算定が認められていない

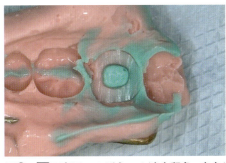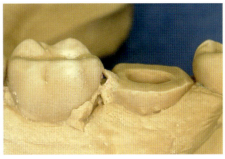

図❶ 7⏋の寒天アルジネート連合印象。支台歯の近心隣接面に存在した下部鼓形空隙の大きい部位に印象材が入り込み、撤去時に印象体の一部がちぎれた（左）。支台歯の近遠心付近の印象体がちぎれた場合、エンドクラウンの支台歯ではフィニッシュライン付近に大きな変形が生じる（右）。

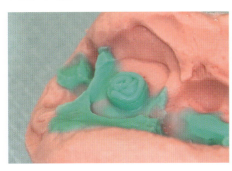

図❷ 髄室保持部に貯留した水分により、寒天印象材が分離、変形している。エンドクラウンの支台歯では、この髄室保持部が最も水分が貯留しやすい部位である

光学印象における注意点

注意点1 支台歯のスキャンデータの欠落（図3）
対処法 咬合面からだけではなく、スキャナヘッドを傾けて多方面から支台歯をスキャンする（図4）。このようなスキャンが難しい場合は、アナログの印象法を選択する。

注意点2 隣接歯とフィニッシュラインが近接している場合に生じるスキャンエラー（図5）
対処法1 ウェッジを挿入して隣在歯を離解させ、支台歯をスキャンする（図6）。
対処法2 近心または遠心のフィニッシュラインを下部鼓形空隙方向に下げることで隣在歯から離開させる（図7）。

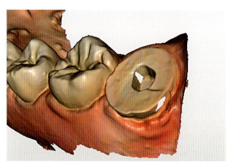
図❸ 7⏌の光学印象。髄室保持部近心面と遠心のフィニッシュライン付近にデータの欠落を認める。この2ヵ所はIOSの光源の死角になりやすい部位である

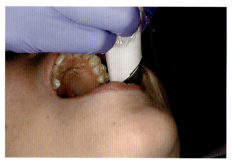
図❹ 大臼歯部ではIOSを動かせる範囲に限りがある。欠落のないデータを得るためには、IOSの検出光が届くようにスキャナヘッドに角度をつけ、多方面からスキャンする必要がある

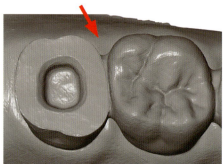
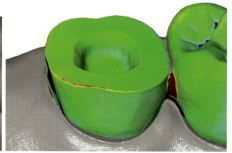
図❺ 近心のフィニッシュラインが隣在歯に近接しているモデルケース。IOSでスキャンしたところ、近心のフィニッシュラインと隣接面が連結したようなデータとなった。基準データと重ね合わせを行い、その偏差をカラーマップで表示したところ、大きなプラス方向の誤差が認められた*。このようなエラーを回避するには、隣接面との距離を離すことが有効である[1]

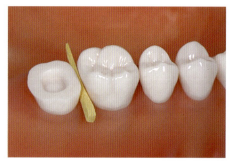
図❻ ウェッジを挿入することで隣在歯と距離を離し、支台歯のスキャンを行う。これによりエラーの少ない支台歯のデータが取得できる。CADソフトのマッチング機能を使えば、通法により採得した歯列データの支台歯部分にこのスキャンデータを反映させることもできる

＊基準データに対してプラスの変形を赤、マイナスの変形を青、変形が少ない部位は緑で表示されている

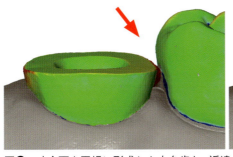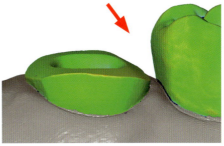

図❼　咬合面を平坦に形成した支台歯と、近遠心の咬合面を歯頸部方向に緩やかに傾斜させて形成した支台歯のモデルケースの比較。それぞれをIOSを用いてスキャンし、基準データとの偏差をカラーマップで表示した。その結果、咬合面を平坦に形成した支台歯では、近遠心のフィニッシュラインにおいてスキャンデータの誤差が認められた。
一方、近遠心の咬合面を歯頸部方向に緩やかに傾斜させて形成した支台歯では、誤差はほとんど認められなかった。過剰な支台歯形成はMIの理論と反するが、フィニッシュラインが隣在歯と近接している場合には、このような形成などの工夫により誤差が生じにくくなるため有効である

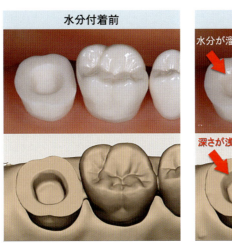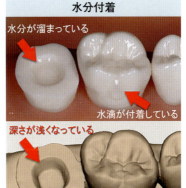

図❽　スキャン範囲に唾液などの水分が存在すると、光学印象の光源を反射・屈折させ、スキャンデータにエラーが生じる。髄室保持部やフィニッシュライン直下には唾液などの水分が溜まりやすい

注意点3　支台歯に貯留した水分によるスキャンデータの変形（図8）

対処法　唾液などの水分は、印象採得の直前にエアーや吸引により除去する。スキャンの手順として、唾液の溜まりやすい部位を先に採得するような工夫も有効である。

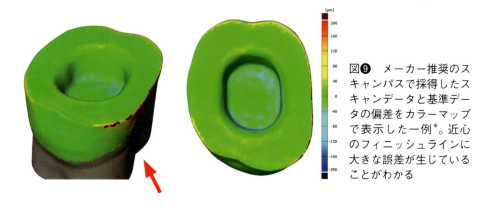

図❾ メーカー推奨のスキャンパスで採得したスキャンデータと基準データの偏差をカラーマップで表示した一例*。近心のフィニッシュラインに大きな誤差が生じていることがわかる

エンドクラウンにおける光学印象の正確さ

　5種類のIOSを用いて、エンドクラウンの支台歯における光学印象データの正確さの検証を行った。

　研究用模型は、ガムシリコーン製の頬粘膜付き歯科学生実習用ファントムに装着した。支台歯の条件は全周バットジョイントで水平的歯質幅2㎜、髄室保持部は深さ2㎜で軸面テーパーは片側6°、隣在歯との距離は0.5㎜以下に近接させた状態とした。光学印象の手順はメーカー推奨のスキャンパスで行った。

　解析方法は、ラボスキャナー（F8、ジーシー）で支台歯のみを全周からスキャンしたデータを基準データとし、解析ソフト（ZEISS inspect）を用いて、各IOSのスキャンデータとの重ね合わせにより偏差解析を行った。

　結果、フィニッシュライン部の隣在歯と近接する近遠心部分では、データが追加されるようなプラスの誤差が生じた。また、髄室保持部における側壁や髄側軸側線角（底部との側壁の移行部）では、データがへこむようなマイナスの誤差が生じる傾向がわかった。エンドクラウンの適合面全体の平均真度は－3.8㎛であった。偏差の最大値は－257～322㎛の範囲で、近遠心のフィニッシュライン付近において認められた。

　すべてのIOSにおいて適合面全体の正確さは優れており、臨床上問題はない範囲であることがわかった。しかし、近遠心のフィニッシュライン付近では偏差が大きくなる傾向があり、注意が必要である（図9）。

　続いて、メーカー推奨のスキャンパスに加え、支台歯の頬側方向からのスキ

＊基準データに対してプラスの変形を赤、マイナスの変形を青、変形が少ない部位は緑で表示されている

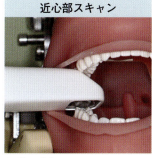 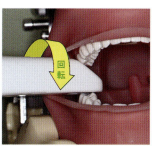 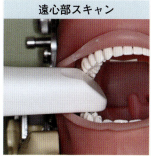

図❿　追加スキャンにおけるスキャナーヘッドの動かし方

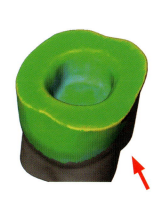 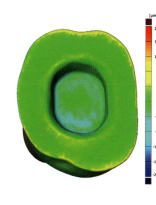

図⓫　図9と同一のモデルケース。スキャン方法のみスキャンパス＋追加スキャンに変更したカラーマップの結果*。近心のフィニッシュラインの誤差が小さくなっていることがわかる

ャンを追加したスキャンデータで同様に偏差解析を行った。追加スキャンの方法は以下のとおりである。

追加スキャンの方法

　追加スキャンは、支台歯の頰側部からIOSを挿入し、支台歯咬合面部にてスキャナーのヘッドを近遠心方向へ回転させ、支台歯の近遠心部や隣在歯のコンタクト周辺を精密に光学印象する方法である（**図10**）。

　追加スキャンを行った場合、エンドクラウンの適合面全体の平均真度は－2.0μmで、偏差の最大値は－87～290μmであった。

　支台歯の近遠心・頰舌方向からのスキャンを追加することで、近遠心のフィニッシュライン付近における偏差の最大値は小さくなる傾向が認められた。このようなスキャンの手法は、エンドクラウンにおける光学印象の正確さの向上に有効であると考えられる（**図11**）。

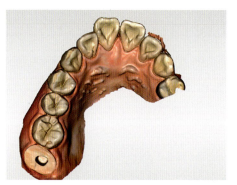
図⑫ ７｜の症例。側方運動時の干渉を除去するために反対側犬歯まで印象範囲に含めた

Q. 印象範囲による影響は？　**A.** 片側の印象で製作に問題はないが、反対側の犬歯まで印象範囲に含めることも有効である(図12)

　CADによる歯冠設計の際にバーチャル咬合器の機能を用いて側方運動時の干渉を除去したい場合は、反対側の犬歯まで印象範囲に含めることで偏心運動の経路を確認できる。ただし、光学印象の場合はスキャン範囲が拡がることでスキャンの正確さが低下する可能性があるため注意が必要である[2]。一部のIOSでは下顎運動を光学印象で記録できる機能があるため、患者固有の偏心運動として利用することも有効である。

エンドクラウンの咬合採得

　エンドクラウンの咬合採得は従来型クラウンの製作で行う方法と違いはなく、通法に従って行う。光学印象から製作を行う場合のよくあるエラーとして、

IOSで採得したバイトデータをCADソフト上で確認した際に、咬合時における歯の被圧変位やマッチングエラーが原因で上下顎の歯列データ同士が食い込む状態になることがある。このような顎間関係のずれは、咬合接触点がわかっていればCADソフト上である程度補正することができる。そのため、咬合紙により咬合接触点を印記した状態の歯列をスキャンしておくことが有効な対処法となる[3]。

【参考文献】

1）Son SA, Kim JH, Seo DG, Park JK: Influence of different inlay configurations and distance from the adjacent tooth on the accuracy of an intraoral scan. J Prosthet Dent, 128(4): 680-687, 2022.

2）Kernen F, Schlager S, Seidel Alvarez V, Mehrhof J, Vach K, Kohal R, Nelson K, Flügge T: Accuracy of intraoral scans: An in vivo study of different scanning devices. J Prosthet Dent, 128(6): 1303-1309, 2022.

3）Solaberrieta E, Otegi JR, Goicoechea N, Brizuela A, Pradies G: Comparison of a conventional and virtual occlusal record. The Journal of Prosthetic Dentistry, 114(1): 92-97, 2015.

CHAPTER 2-4

歯科技工操作

一志恒太[1]　谷口祐介[2]
1）福岡歯科大学医科歯科総合病院　中央技工室
2）福岡歯科大学咬合修復学講座　口腔インプラント学分野

エンドクラウンの歯科技工

　エンドクラウンの製作方法には、歯科用CAD/CAM装置を用いた切削加工法や加圧成型法などがある。材料としてコンポジットレジンやガラスセラミックス、ジルコニアなどを使用することができ、従来の歯冠補綴装置の製作と大きく異なるところはない。しかし、歯冠設計を行うCADソフトウェアにエンドクラウン用の設計プロセスが現状存在しないため、CADソフトウェアの使用に工夫が必要である。

　本項では、石膏作業用模型および光学印象データをもとにしたワークフローについて、工程別に要点を解説する（**表1**）。

表❶　本項で使用した機材

項目	機材名
スキャナー	Aadva スキャン F8（ジーシー／3shape）
CAD ソフトウェア	Dental Design（ジーシー／3shape）
CAM ソフトウェア	Aadva ミル スーペリア用 CAM ソフトウェア （ジーシー／FOLLOW-ME! Technology）
切削加工機	Aadva ミル スーペリア（ジーシー）
歯冠材料	Cerasmart 300（ジーシー） GC Initial LiSi Block（ジーシー）

石膏作業用模型から製作するワークフロー

1.作業用模型データの製作

弾性印象材料を使用した印象では、石膏による作業用模型の製作後、ラボスキャナーを用いて作業用模型をスキャンし、作業用模型のデータを用意する。

エンドクラウンの作業用模型のスキャンでは、支台歯のフィニッシュラインや隣在歯の位置関係などにより、髄室保持部や隣在歯コンタクト部直下のスキャンデータにデータの欠落や不具合が生じる場合がある（**図1**）。そのため、作業用模型は過不足なくスキャンできる位置や方向に設置する必要がある。また、作業用模型は基本的に未分割のもので十分であるが、支台歯のフィニッシュラインと隣在歯が近接しているような症例では分割復位式模型の製作が有効である（**図2、3**）。

エンドクラウンでは、とくに近遠心のフィニッシュライン付近の作業用模型データに不具合を生じやすい。分割復位式模型を製作とすることで支台歯部分のみのスキャンが可能となり、不具合の少ないデータを取得できる。

発注・受注の前に……（2024年時点）

保険診療におけるエンドクラウンの位置づけは「大臼歯CAD/CAM冠」であるため、厚生労働大臣が定めるCAD/CAM冠の施設基準に適合している必要がある。また、発注を行う保険医療機関の歯科医院は「CAD/CAM冠の施設基準届出書添付書類」を地方厚生局長等に届け出なければならない。そのため、連携する歯科技工所は、歯科技工士の氏名や使用する歯科用CAD/CAM装置の詳細について情報を共有しておく必要がある[1,2]。

CHAPTER 2

臨床手順

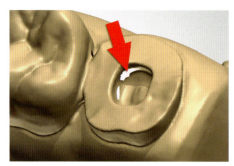
図❶ スキャン時におけるデータの欠落

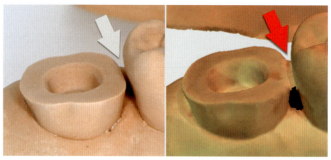
図❷ 支台歯のフィニッシュラインと隣在歯が近接しているために生じたデータの不具合

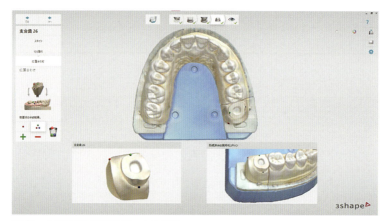
図❸ 分割復位式模型データの製作

2. オーダーシートの作成

　エンドクラウン製作のためのオーダーシートは、患者情報の入力や部位、装置の種類、使用材料などを入力して作成する。

　装置の種類の選択では、項目に「エンドクラウン」がないため、代わりに設計の自由度が高い「インレー」を選択する（**図4**）。「クラウン」を選択した場合、セメントスペースや歯冠の設計時に髄室保持部の形態不良などの不具合が生じる可能性があるため（**図5、6**）、項目の選択には注意が必要である。

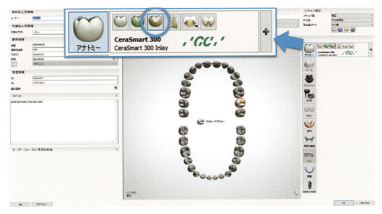

図❹ オーダーシートの作成

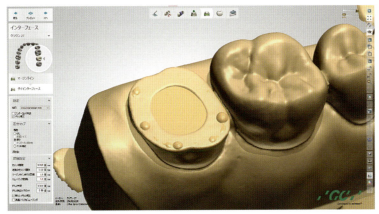

図❺ 「クラウン」の選択により、セメントスペース設計時に髄室保持部の窩洞が消失した不具合

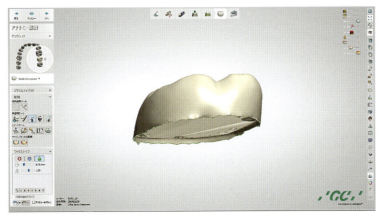

図❻ 「クラウン」の選択により、歯冠設計時に髄室保持部が設計できていない不具合

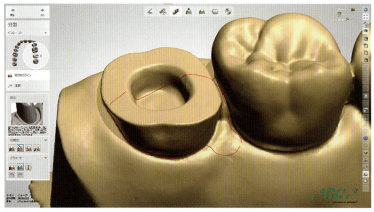

図❼　自動設定によるマージン設定の不具合

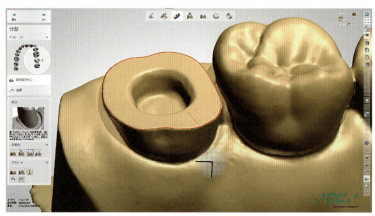

図❽　手動設定による適正なマージン設定

3. マージンの設定

　フィニッシュラインの形状に合わせてマージンを設定する。CADソフトウェアはエンドクラウンの製作を想定してプログラミングされているわけではないため、自動設定では想定している箇所にマージンが設定されないことが多い（図7）。そのため、手動設定でのマージン位置の修正や設定が必要である。
　エンドクラウンの支台歯形態は、歯肉縁上のバットジョイントで単純な形状であることから、手動設定でもマージンの設定位置は容易に判断できる（図8）。

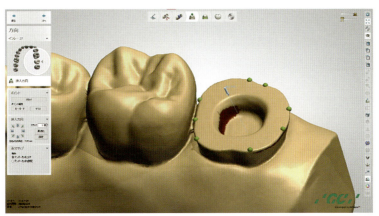

図❾　挿入方向の設定を誤り、髄室保持部の軸面や床面にアンダーカットが生じた状態

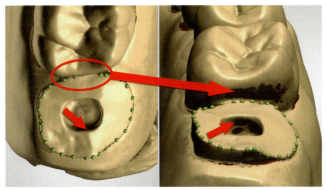

図❿　挿入方向の設定を誤り、コンタクト部と髄室保持部にアンダーカットが生じた状態

4.挿入方向の設定

　挿入方向は、支台歯の中央部に形成された髄室保持部の軸面や床面のアンダーカットに注意し、アンダーカットが可能なかぎり少ない位置を選択して設定する（図9）。

　エンドクラウンはフィニッシュラインと隣在歯が近接していることが多いことから、髄室保持部の並行性に加え、隣在歯のコンタクトの位置関係を考慮する必要がある（図10）。

　挿入方向によっては髄室保持部の適合不良や隣接面におけるコンタクトの形

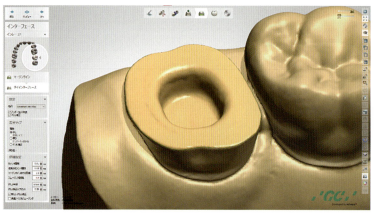

図⓫ セメントスペースを付与した支台歯

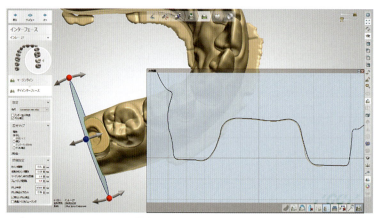

図⓬ セメントスペースを付与した支台歯の断面図

態を適切に付与できないといった不具合が生じるため、総合的に判断して挿入方向を設定する。とくに髄室保持部が長い症例では、アンダーカットが生じやすいため注意が必要である。

5．セメントスペースの設定

　セメントスペースは、歯科技工所が所有している切削加工機の性能やバーの直径、ラボスキャナーの正確さなどを考慮して設定する。マージン部付近は0〜30μm程度とし、その他の形成面は10〜100μm程度の範囲で設定することが多い（**図11、12**）。支台歯の表面に鋭利な凹凸がある場合には、セメントスペースを

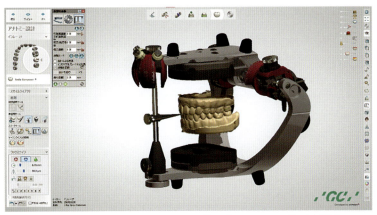

図⓭　バーチャル咬合器を用いた偏心運動の確認とそれに基づく設計

追加で設定し、平滑化する。

6. 歯冠形態の設計

　歯冠形態は、反対側同名歯の反転コピーやソフトウェアにある歯冠形態のライブラリーを利用して設計する。

　エンドクラウンに付与する咬合面形態は、従来のCAD/CAM冠と同様である。筆者らは偏心運動時に過度の側方圧がかかるような症例において、歯冠脱離や歯根破折のリスクを軽減させるために、偏心運動時に咬合干渉しないような設計にしている。このような設計の際には、バーチャル咬合器が有効である。バーチャル咬合器では側方運動や前方運動時における対合歯の運動経路を確認でき、干渉している部分をCADソフトウェア上で除去するように歯冠形態を調整できる（**図13、14**）。咬合採得時に、バーチャル咬合器に対応したフェイスボウを用いて上顎歯列の三次元的位置関係を記録しておくことで、CADソフトウェア上でこの位置関係を再現し、より正確な調整も可能である。

　咬合接触点は切削加工後の研磨量を考慮し、10～50μm程度高くなるように設計する。歯冠設計ができたら、咬合面におけるエンドクラウンの厚さが1.5mm以上確保されているかをCADソフトウェア上の計測ツールを用いて確認する（**図15**）。

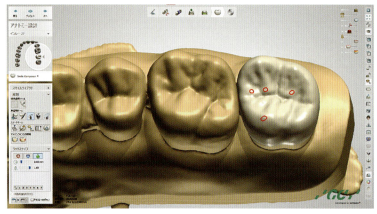

図⓮　偏心運動時に大臼歯部が離開できるよう設計された咬合面形態

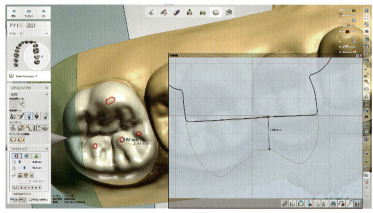

図⓯　計測ツールを用いた設計データの確認

7．加工データ（NCデータ）の設計

　加工データは、切削加工機で材料を切削するための加工パスである。歯冠設計されたデータをもとに、CAMソフトウェアを用いて作成する。

　CAMソフトウェアでは加工材料の選択、材料に対しての加工位置（ネスティング：**図16**）、サポートピンの位置や形状、加工用バーの選択、加工速度、加工経路、ジルコニアの焼成収縮を加味した加工データの拡大などを設定する。機種によっては、補助機能として部分的な自動設定や手動設定が可能である。

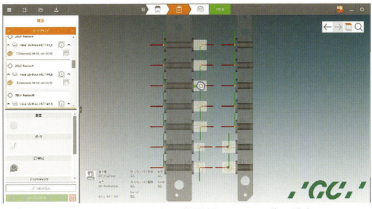

図⓰　CAMソフトウェアによる加工位置（ネスティング）の設定

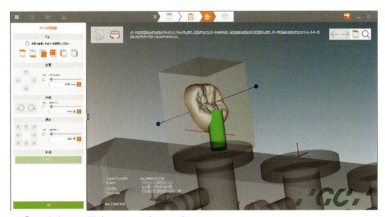

図⓱　咬合面に露出したサポートピン

　エンドクラウンの加工データの設計では、サポートピンのおもな設定部位は咬頭の外斜面であるが、同部の厚さは2mm程度であることが多く、設置可能な範囲が狭い。そのため、歯冠部に厚みがない症例では、咬合面や適合面にサポートピンが露出してしまうため注意が必要である（図17）。このような場合の工夫として、サポートピンの形状を変更する機能を利用することが有効である。サポートピンの形状を円形から楕円形に変更することで、歯冠部に厚みがない症例においても咬合面や適合面の形態を変形させにくく、加工に必要なサポートピンの保持面積を確保することができる（図18）。

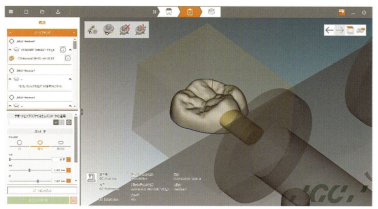

図⓲　形状を楕円形に変更したサポートピン（保持面積は図17と同一）

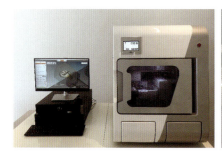

図⓳　CAMソフトウェアと切削加工機

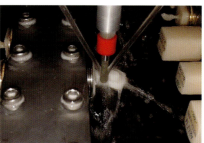

図⓴　切削加工中のエンドクラウン（CAD/CAM用コンポジットレジン）

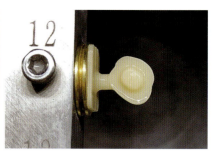

図㉑　切削加工されたエンドクラウン

8.切削加工

　加工自体は従来のクラウンやインレーと同様である（図19〜21）。切削加工における要点は、使用する機材の管理である。切削加工機は精密機械であるため、温度や湿度の変化が少なく、安定した場所への設置などの環境づくりが重要となる。また、機材のなかでも切削加工用バーは消耗品であり、先端の消耗や破損、付着物の有無により加工精度に影響を及ぼす可能性があるため、加工前に確認が必要である。さらに、湿式切削加工機では切削加工時に使用するクーラント液の管理が必要である。クーラント液は切削加工用バーの高速回転による過度な摩擦や高温状態を防ぎ、加工時の切粉などを洗浄する役割がある。クーラント液の濃度や量、洗浄に関しては、加工機の使用頻度を加味して調整す

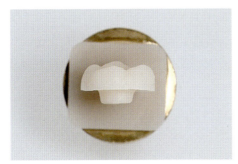
図㉒　研磨前のエンドクラウン

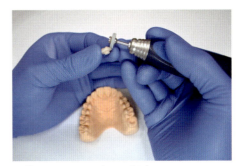
図㉓　エンドクラウンの研磨

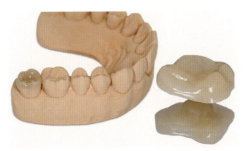
図㉔　完成したエンドクラウン

るとよい。

9.調整と研磨

　調整や研磨における基本的な方法は、従来のクラウンやインレーと同様である。ただし、エンドクラウンの場合はマージンと隣在歯コンタクトの位置が近接していることが多く、口腔内ではコンタクトやマージンの適合状態を確認することが難しいケースもある。これらの調整不足は適合不良や咬合の早期接触を引き起こすため、口腔内での調整が少なくなるように作業用模型上で適正な形態や研磨面に調整しておくとよい（**図22〜24**）。

光学印象データから製作するワークフロー

　光学印象の症例では、基本的にはモデルレスによる製作法となるため、弾性

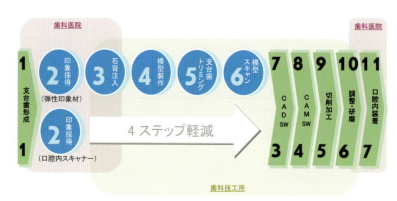

図㉕ 光学印象のワークフロー

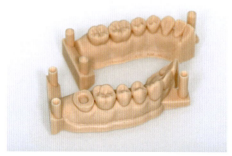

図㉖ エンドクラウンのAM模型

印象材や作業用模型を必要としない（図25）。また、光学印象データや顎間関係の確認・修正などは、歯冠設計用CADソフトウェア上にて行う。歯冠設計は弾性印象材による印象から製作する場合と同様であるが、切削加工後にマージンラインやセメントスペース、隣在歯や対合歯への接触状態の適否を模型上で確認することができない。そのため、使用する口腔内スキャナーの機種や印象精度を理解し、歯科医師と歯科技工士は適宜情報共有やフィードバックにより各種設定値を調整することが望まれる。

　模型が必要な場合は、光学印象データから模型データを設計し、3Dプリンタを用いてAM（Additive Manufacturing）模型を製作することができる（図26）。複数歯のエンドクラウンを製作する場合は、必要に応じてAM模型を製作して調整することが有効である。ただし、AM模型の製作では誤差が生じやすい工程がいくつかあるため、AM模型の精度には注意が必要である。

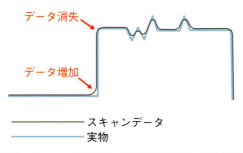

図㉗　スキャン時のデータの増加や消失の模式図

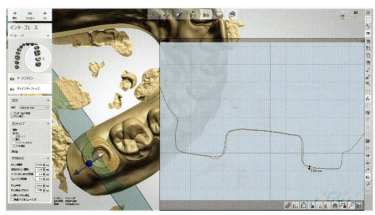

図㉘　支台歯の一部に鋭利な箇所があり、セメントスペースが多く追加された支台歯断面

Q. 適合のよいエンドクラウンを製作するためには？
A. フィニッシュラインを除く形成面に鋭利な凹凸や角、アンダーカットがないように支台歯形成を行う。また、完成した補綴装置に関して、歯科医師と歯科技工士が相互にフィードバックを行うことが重要である。

　CAD/CAM装置による製作において、形成面の凹凸や角、アンダーカットの存在は適合不良の原因となる。CADソフトウェアに使用するスキャンデータは、点群データから多角形のポリゴン形状をもつメッシュデータに変換されている。この過程で、凹凸や角、アンダーカットがあるような部位では、データの増加や消失が起こり、実際の支台歯と異なった形状が再現されてしまう（図27）。また、

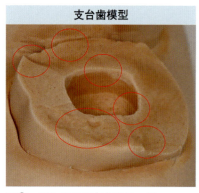

図㉙　凹凸のある支台歯の一例

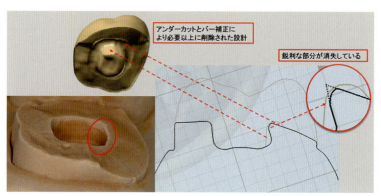

図㉚　歯頸側軸側線角が鋭角になり支台歯データや歯冠設計データに不具合が生じている

同部ではセメントスペース設計時のバー補正などにより、大幅にスペースが追加されることがあるため、適合性が著しく低下する（図28）。このような形成面の凹凸や角、アンダーカットが生じやすい部位は、髄室保持部の軸面から咬合面の移行部の歯頸側軸側線角、軸面から床面の移行部の髄側軸側線角、髄室保持部の軸面である（図29、30）。さらに、エンドクラウンの適合性はセメントスペース設定や挿入方向の設定、切削加工機の状態の影響も受ける。適合のよいエンドクラウンを製作するためには、適合に影響を与える要因を理解し、歯科医師と歯科技工士が協力して形成や完成した補綴装置に対するフィードバックを行うことが最も重要である。

【参考文献】

1） 日本歯科補綴学会：保険診療における CAD/CAM 冠の診療指針2024（令和6年4月10日一部改訂）．2024.
2） 厚生労働省：特掲診療料の施設基準等及びその届出に関する手続きの取扱いについて（通知）平成26年3月5日　保医発0305第2号．https://www.mhlw.go.jp/file/06-Seisakujouhou-12400000-Hokenkyoku/0000041269.pdf（最終アクセス日：2024年7月8日）

CHAPTER 2-5

装着

駒形裕也
九州歯科大学　生体材料学分野／東京都・氷川台たんぽぽ歯科クリニック

エンドクラウンの装着準備

　エンドクラウンは従来型クラウンなどの補綴装置と同様に、装着前に試適や調整を行う。

1. 仮着材の除去（図1）
2. 隣接面接触点の調整
　隣接面のコンタクト強さをコンタクトゲージやデンタルフロスを用いて確認し、コンタクトが強い場合は咬合紙でマーキングして調整する（図2）
3. 適合状態の確認
　探針などを用いて、補綴装置と支台歯の適合を確認する（図3）
4. 咬合調整
　咬頭嵌合位および側方運動時の咬合接触を確認し、調整する（図4）

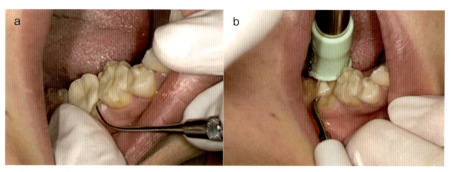

図❶　a：プロビジョナルレストレーションの撤去、b：超音波スケーラーによる仮着材の除去

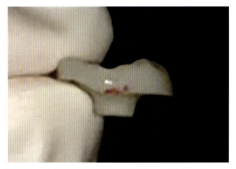
図❷ 咬合紙による隣接面のマーキング

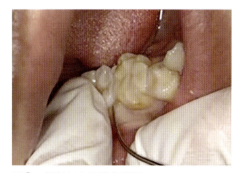
図❸ 探針による適合確認

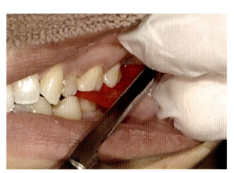
図❹ 咬合紙による咬合接触の確認

エンドクラウンの装着

　エンドクラウンのおもなトラブルは脱離であり[1]、これを防ぐには接着が重要である。以下、装着手順や接着のポイントについて解説する。

1. レジンセメントの選択

　レジンセメントの選択は、「エンドクラウンに使用される材料」の項目（P.28）で述べたとおり、極めて重要である。適切な選択として、セルフキュア型またはデュアルキュア型が推奨されており、ライトキュア型の使用は避けるべきである。

　本項では、セルフキュア型のスーパーボンド（サンメディカル）を用いたエン

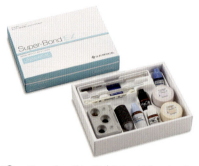

図❺　スーパーボンド（サンメディカル）

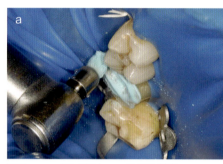
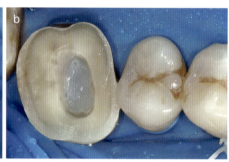

図❻　a：歯面清掃、b：歯面清掃後

ドクラウンの装着方法について述べる。スーパーボンドは、二ケイ酸リチウムガラス、CAD/CAM用コンポジットレジン、象牙質のいずれに対しても優れた接着性を示し[2〜4]、とくにその使用が推奨される（図5）。

2. 支台歯の接着前処理

ラバーダム防湿を行い、支台歯の清掃を行う（図6）。清掃後、リン酸を用いてセレクティブエッチングを行う（図7）。このセレクティブエッチングは、リン酸を使用してエナメル質を選択的に処理し、接着性を向上させる[5]。エッチング後は水洗し、次に歯面を乾燥させる。最後に、歯質用プライマーを塗布して処理を完了する（図8）。

歯質用プライマーは、使用するレジンセメントの添付文書にて推奨されるも

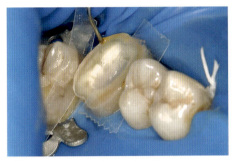
図❼　セレクティブエッチング

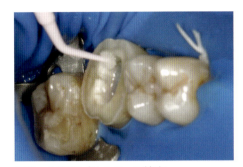
図❽　歯質用プライマーの塗布

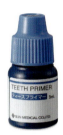
図❾　ティースプライマー（サンメディカル）

のを選択することが望ましい。スーパーボンドを使用する場合は、歯質用プライマーとしてティースプライマー（サンメディカル）を使用する（図9）。

エナメル質との接着の重要性

　歯質の接着に関して、実は国内外で認識が異なっている。国内では、エナメル質だけでなく象牙質にも良好な接着が得られると考える歯科医師が多い。一方、海外ではエナメル質の接着が信頼されているものの、象牙質の長期接着には疑問が残るという意見もある[6,7]。そのため、エンドクラウンの臨床では、エナメル質を可及的に保存し、エナメル質と接着させることが重要とされている。

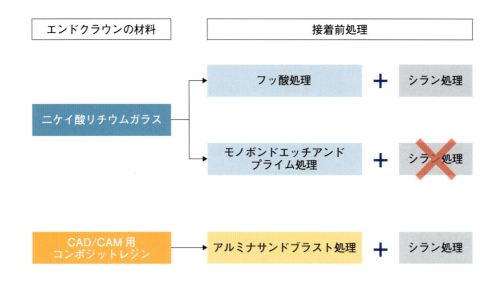

図⓾　エンドクラウンの材料による接着前処理方法

3. 補綴装置の接着前処理

　接着前処理方法は、エンドクラウンに使用される材料によって変わる。今回は、エンドクラウンの材料としてよく用いられる二ケイ酸リチウムガラスとCAD/CAM用コンポジットレジンの接着前処理について説明する（図10）。

- 二ケイ酸リチウムガラス

　二ケイ酸リチウムガラスに対して有効な2種類の前処理方法を紹介する。

　第一の方法は、フッ酸処理とシラン処理の組み合わせである（図11）。フッ酸は二ケイ酸リチウムガラスのようなガラスセラミックスの表面を化学的に溶解し、表面積を増加させることで、良好で機械的な嵌合力を得ることができる（図12）[8]。また、ガラスセラミックスはシランカップリング剤を表面に塗布するシラン処理を行うことで、良好な接着が得られる（図13）[9]。しかし、フッ酸は高

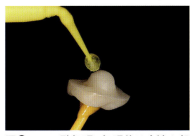
図⓫ フッ酸処理。処理後は水洗や超音波洗浄を十分に行う

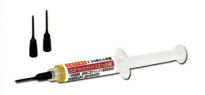
図⓬ ビスコポーセレンエッチャント（モリムラ）。国内で入手可能なフッ酸処理剤

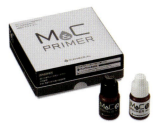
図⓭ M&Cプライマー（サンメディカル）。フッ酸処理後にシランカップリング剤として補綴装置内面に塗布する

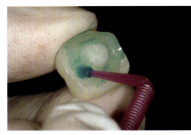
図⓮ モノボンドエッチアンドプライム処理

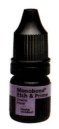
図⓯ モノボンドエッチアンドプライムは、シランカップリング剤を含んでいるため、水洗後の追加のシラン処理は不要である

い毒性を有するため、国内での使用が難しいのが現状である。

　フッ酸処理が難しい場合、第二の方法として、毒性が低いフッ化物を主成分とする表面処理剤（モノボンドエッチアンドプライム：Ivoclar Vivadent）が推奨される（図14、15）。本剤の主成分は、フッ酸と同様にガラスを溶解する作用があるとされている[10]。ただし、フッ酸ほど作用は強くないため、エッチング効果は限定的である。また、シランカップリング剤が含まれており、追加のシラン処理は不要である。

▪CAD/CAM用コンポジットレジン

　CAD/CAM用コンポジットレジンは、アルミナサンドブラスト処理とシラン処理の組み合わせが有効である（図16～18）[11]。アルミナサンドブラスト処理によって表面の汚染を除去し、微細な凹凸を形成することで機械的な嵌合力が

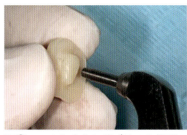
図⓰　アルミナサンドブラスト処理

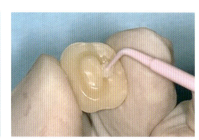
図⓱　シラン処理

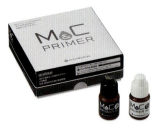
図⓲　M&Cプライマー。アルミナサンドブラスト処理後にシランカップリング剤として補綴装置内面に塗布する

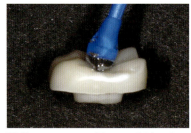
図⓳　CAD/CAM用コンポジットレジンによるエンドクラウン

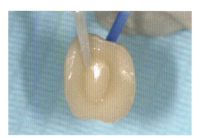
図⓴　レジンセメント塗布

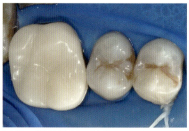
図㉑　補綴装置の装着。レジンセメントはスーパーボンド（サンメディカル）を使用した

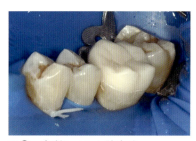
図㉒　余剰セメント除去時

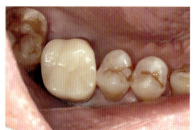
図㉓　クランプなど撤去後

得られる。この処理は、0.1〜0.2MPaの圧力で10mm程度の距離を保ち、補綴装置の表面に対して均一に行うことが推奨される。その後、シラン処理によって、補綴装置とレジンセメントを化学的に接着できる。

4．補綴装置の装着

　接着前処理を行った補綴装置内面にレジンセメントを塗布し、支台歯に装着する（図19〜21）。余剰セメントを除去後、クランプやラバーを撤去し（図22、23）、最後に咬合の確認を行う。

【参考文献】

1 ）Papalexopoulos D, et al: A Thorough Analysis of the Endocrown Restoration: A Literature Review. J Contemp Dent Pract, 22(4): 422-426, 2021.

2 ）Masao Irie, et al: Shear Bond Strength of Resin Luting Materials to Lithium Disilicate Ceramic: Correlation between Flexural Strength and Modulus of Elasticity. Polymers (Basel), 15(5): 1128, 2023.

3 ）Yuya Komagata, et al: Comparative Bonding Analysis of Computer-Aided Design/Computer-Aided Manufacturing Dental Resin Composites with Various Resin Cements. J. Compos. Sci, 7(10): 418, 2023.

4 ）Yohsuke Taira, Yohji Imai: Review of methyl methacrylate (MMA)/tributylborane (TBB)-initiated resin adhesive to dentin. Dent Mater J, 33(3): 291-304, 2014.

5 ）Frankenberger R, et al: Selective enamel etching reconsidered: better than etch-and-rinse and self- etch?. J Adhes Dent, 10(5): 339-344, 2008.

6 ）L Tjäderhane: Dentin bonding: can we make it last?. Oper Dent, 40(1): 4-18, 2015.

7 ）Lorenzo Breschi, et al: Dentin bonding systems: From dentin collagen structure to bond preservation and clinical applications. Dent Mater, 34(1): 78-96, . 2018.

8 ）Brentel AS, et al: Microtensile bond strength of a resin cement to feldpathic ceramic after different etching and silanization regimens in dry and aged conditions. Dent Mater, 23(11): 1323-1331, 2007.

9 ）Matinlinna JP, et al: Silane adhesion mechanism in dental applications and surface treatments: A review. Dent Mater, 34(1): 13-28, 2018.

10）El-Damanhoury HM, Gaintantzopoulou MD: Self- etching ceramic primer versus hydrofluoric acid etching: Etching efficacy and bonding performance. J Prosthodont Res, 62(1): 75-83, 2018.

11）Mine A, et al: Effectiveness of current adhesive systems when bonding to CAD/CAM indirect resin materials: A review of 32 publications. Jpn Dent Sci Rev, 55(1): 41-50, 2019.

CHAPTER 3

症 例

エンドクラウン修復を臨床に取り入れる際、はじめは症例選択の判断や実際の治療の流れに戸惑うことがあると思われる。

本章では、われわれがこれまでに経験したエンドクラウンの症例について、臨床で感じたメリットなどとともに紹介する。今後の臨床の参考にしていただきたい。

CHAPTER 3-1
歯質が4壁残っていた症例
患者：52歳、女性

赤間廣輔
九州歯科大学　生体材料学分野／福岡県・あかま歯科クリニック

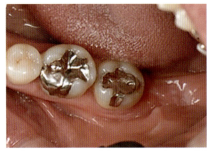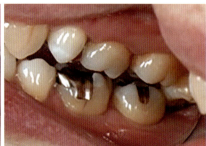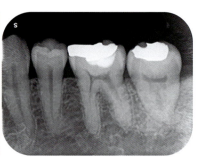

図❶　初診時の口腔内写真とX線写真。7⏋の自発痛を主訴に来院。インレー下に微小なクラックを認めた。急性歯髄炎の診断のもと、抜髄を行い、健全歯質が多く残存していたことからエンドクラウン修復を選択することとした

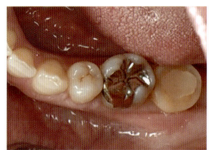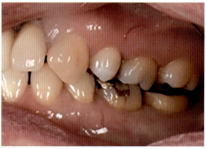

図❷　咬合面の形成。歯質が4壁残存していることを確認し、コンポジットレジン裏層後、咬合面を平坦なバットジョイントで形成を行った

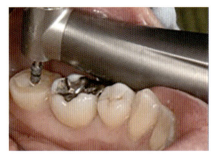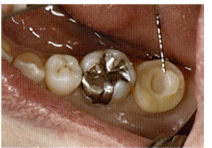

図❸　髄室保持部の形成。髄室保持部を、深さ2㎜で形成を行った。また、歯周プローブを使用して、水平的な歯質の厚みが2㎜以上確保できていることを確認

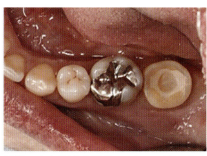
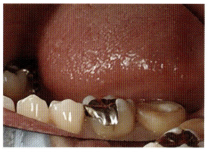

図❹　支台歯形成終了。エナメル質を含め、健全歯質を多く残すことができた

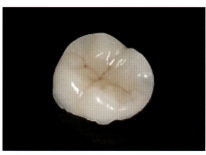
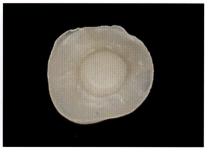

図❺　二ケイ酸リチウム（IPS e.max キャド：Ivoclar Vivadent）によるエンドクラウン

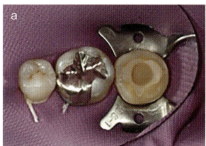
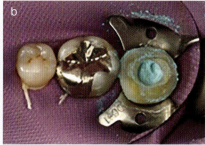
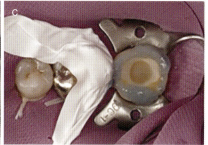

図❻　a：ラバーダム装着後、b：支台歯清掃、c：セレクティブエッチング。ラバーダムを装着し、歯面研磨ペーストを用いて支台歯清掃を行い、リン酸によるセレクティブエッチングを行った

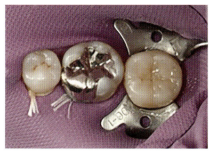
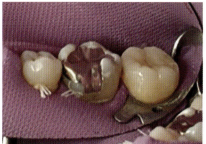

図❼　エンドクラウン装着時。ラバーダム防湿下にてエンドクラウンの装着を行った

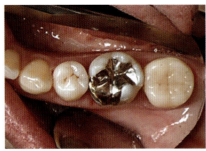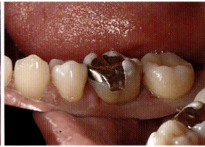

図❽　エンドクラウン装着後。従来型クラウンと比べて、より多くの健全歯質を保存できた

COMMENT

　中高齢者の患者では、本症例のように、最後方臼歯が咬合力によるクラックで歯髄炎に至るケースがある。このようなケースで従来型クラウンを選択すると、多くの歯質を失い、その結果、歯の剛性を著しく低下させる可能性がある。また、最後方臼歯は咬合圧がかかりやすく、補綴スペースも限られているため、補綴装置の選択には慎重さが求められる。エンドクラウンは、歯質の保存と補綴装置の厚みの確保が両立できるため、このような状況下では臨床的に非常に有利と感じている。

CHAPTER 3-2

他院にて歯内療法後、補綴治療を行った症例

患者：45歳、女性

駒形裕也

九州歯科大学　生体材料学分野／東京都・氷川台たんぽぽ歯科クリニック

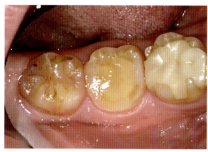
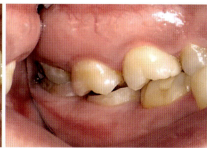
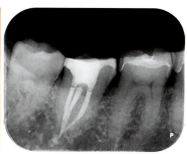

図❶　初診時の口腔内写真とX線写真。根管充填後にコンポジットレジン裏層が行われていた。従来型クラウンを選択する場合にはクリアランスが不足しているため、クラウンレングスニングなどの処置が必要となる。今回、患者は外科処置の不要なエンドクラウンを選択した

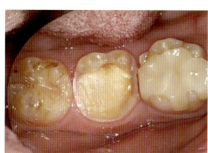
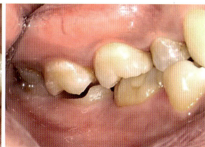

図❷　コンポジットレジン裏層の一部除去後。残存歯質の厚みを把握するため、コンポジットレジン裏層の一部除去を行った

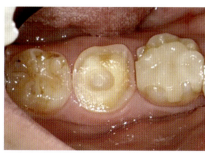
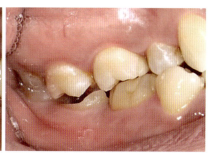

図❸　支台歯形成後。咬合面を補綴装置で完全に被覆するために、舌側咬頭を削除し、残存歯質の厚みが2mm以上になるように形成を行った。また、髄室保持部を深さ2mmで形成し、形成面が移行的になるように仕上げた

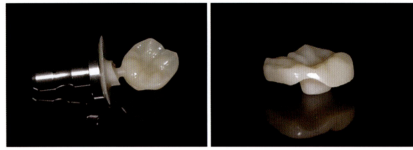

図❹　作製したエンドクラウン。二ケイ酸リチウムガラスとしてイニシャルLiSiブロック（ジーシー）を使用した

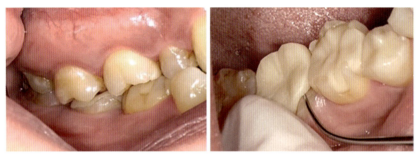

図❺　a：プロビジョナルレストレーション装着時。b：プロビジョナルレストレーション撤去時。プロビジョナルレストレーションを撤去し、支台歯の清掃後、補綴装置の試適や調整を行った

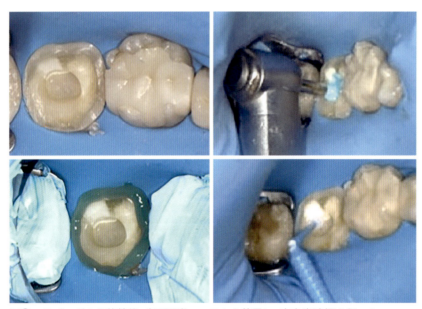

図❻　ラバーダムを装着後、歯面研磨ペーストを使用し、支台歯清掃を行った

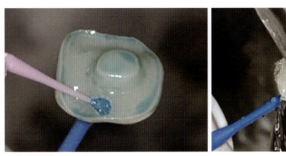

図❼ モノボンドエッチアンドプライム処理。補綴装置内面に20秒間擦りながら塗布し、40秒間放置後に水洗を行った

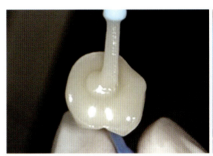 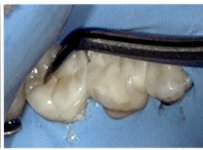 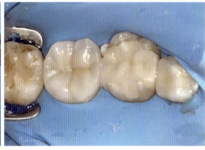

図❽ スーパーボンド（サンメディカル）による装着。混和したスーパーボンドを補綴装置内面に塗布し、支台歯に装着した。装着後に余剰セメントの除去を行った

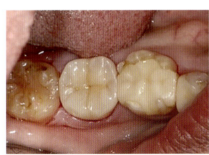 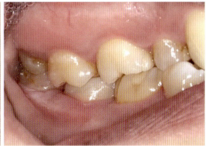

図❾ 装着後。クランプなどを撤去し、咬合の確認、調整を行った

COMMENT

　本症例は患者が歯内療法を専門とする前医で治療を受け、コンポジットレジンで裏層された状態で当院を受診したケースである。歯内療法を専門とする歯科医師にとって、他の歯科医師が行う補綴治療でコロナルリーケージが生じることは、何としても避けたい問題である。今回、患者がエンドクラウンによる補綴治療を希望したため、コンポジットレジン裏層をそのまま活用し、コロナルリーケージのリスクを回避できた。また、患者の希望であるクラウンレングスニングなどの外科処置を避けることも可能となった。本症例を通じて、エンドクラウンは歯内療法を専門とする歯科医師と患者双方にとって、非常に有益な治療であると感じた。

CHAPTER 3-3

歯質の一部にクラックを有する症例

患者：72歳、女性

吉居慎二
九州歯科大学　ラーニングデザイン教育推進分野

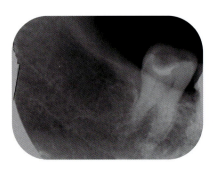

図❶　初診時のX線写真。7⏌の自発痛のため来院。急性歯髄炎と診断し、抜髄を行うこととした

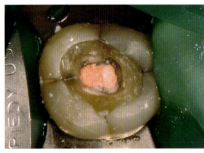 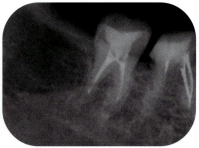

図❷　根管充填時の口腔内写真とX線写真。症状の消退を確認し、根管充填を行った。破折線を認めたため、歯の破折などのリスクを説明したうえで、患者の同意のもと、エンドクラウンによる修復を行うこととした

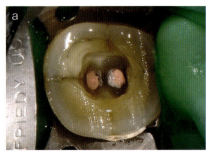 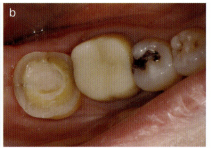

図❸　a：裏層前。仮封を除去し、余剰なガッタパーチャーポイントの除去を行った
b：支台歯形成後。コンポジットレジンを用いて裏層後、支台歯形成を行った。その後、印象採得と咬合採得を行った

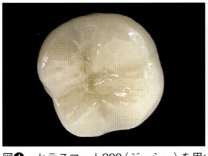
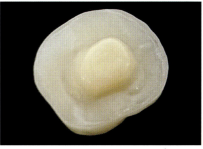

図❹　セラスマート300（ジーシー）を用いてエンドクラウンを作製した。今回は歯のクラックを考慮し、二ケイ酸リチウムガラスではなく、CAD/CAM用コンポジットレジンを用いた

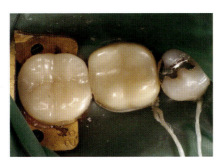

図❺　エンドクラウンの装着時。ラバーダム防湿下にてエンドクラウンの装着を行った

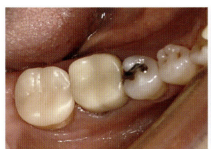
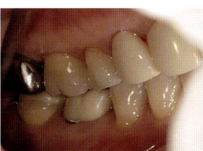
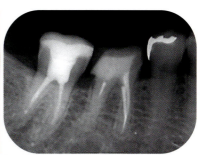

図❻　装着後約3年。装着してから3年以上が経過するが、自覚症状もなく経過は良好である

COMMENT

　　患歯のクラックや破折は、当該歯の予後に影響を及ぼす可能性があるため、患者との入念な話し合いのうえで治療方針を決定する必要がある。
　　本症例では、診査・診断の結果や、抜歯や歯質の過度な切削は避けたいという患者の要望などを総合的に判断し、エンドクラウン修復を選択した。予後は3年以上を経過しており、歯周組織にも異常はなく、良好な経過を辿っている。

CHAPTER 3-4

クラウンレングスニングを併用した症例

患者：30歳、女性

加来伸哉
九州歯科大学　生体材料学分野／福岡県・加来ひろし歯科医院

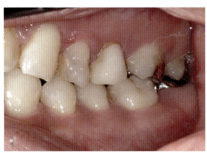
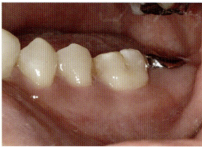
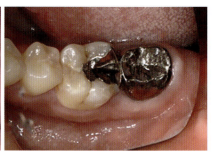

図❶　初診時の口腔内写真。7┘の違和感を主訴に来院した。歯冠長の短い全部金属冠が装着されていた。二次う蝕と診断し、う蝕治療を行うこととした

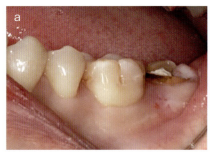
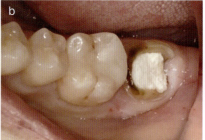
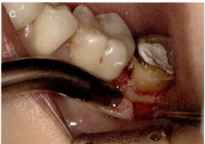

図❷　a、b：不良補綴装置除去後　c：クラウンレングスニング。不良補綴装置除去後に仮封を行った状態。遠心の歯質は歯肉によって覆われており、歯肉縁上の歯質を獲得するためにクラウンレングスニングを行った

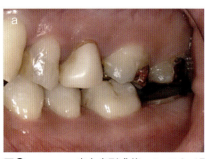
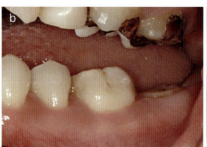
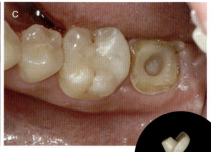

図❸　a〜c：支台歯形成後。d：ニケイ酸リチウムガラスによるエンドクラウン
術後約6週間、歯肉縁上に歯質が確保されている。支台歯の印象採得を行い、ニケイ酸リチウムガラスを用いてエンドクラウンを作製した

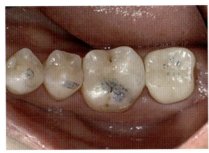 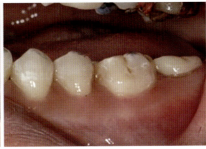 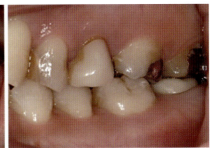

図❹　補綴装置をスーパーボンド（サンメディカル）を用いて装着した

COMMENT

　最後方臼歯を従来の非金属冠により修復を行う際、歯冠長が短いために咬合面クリアランスの確保が難しいケースが少なくない。本症例でも患者が非金属冠修復を希望し、同様の課題に直面した。このような場合、長期予後に悪影響を及ぼす可能性があるため、大幅なクラウンレングスニングなどの侵襲性の高い処置が必要になることが多い。しかし、今回エンドクラウンを選択したことで、最小限の侵襲でクリアランスを確保し、フィニッシュラインを歯肉縁上に設定することができた。このようなケースにおいて、エンドクラウンは有用だと感じた。

CHAPTER 3-5

歯牙移植を行った症例

患者：24歳、女性

赤間廣輔
九州歯科大学　生体材料学分野／福岡県・あかま歯科クリニック

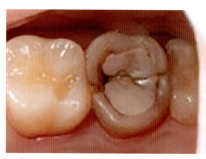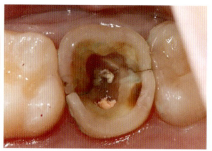

図❶　初診時、口腔内。|7 の歯の動揺を主訴に来院。不良充填物を除去したところ、縦破折を認めたため、保存不可と判断し抜歯を行った

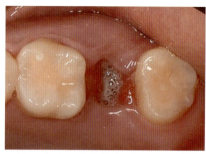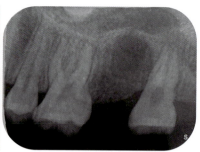

図❷　抜歯後2週間の口腔内写真とX線写真

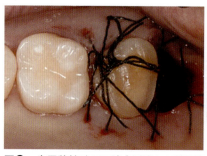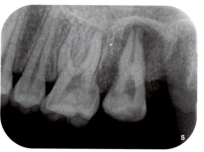

図❸　歯牙移植時の口腔内写真とX線写真。|8 を |7 部に移植した

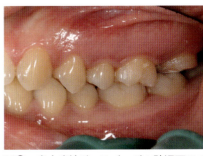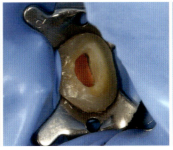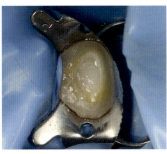

図❹ 歯内療法時。ラバーダム防湿下にて歯内療法後、CR裏層を行った

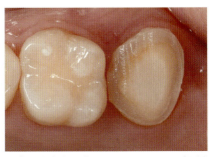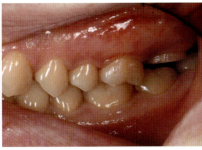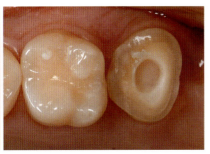

図❺ 支台歯形成時。クリアランスが不足しているため、エンドクラウン修復を行うこととした。最初に咬合面の形成を行い、1.5mm以上のクリアランスを確保した

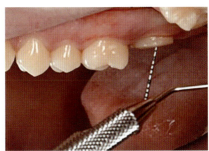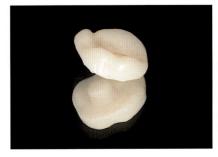

図❻ 髄室保持部の形成を行い、歯周プローブで2mmの深さを確認した

図❼ セラスマート300（ジーシー）を用いてエンドクラウンを作製した。移植歯であることを考慮し、二ケイ酸リチウムガラスではなく、CAD/CAM用コンポジットレジンを用いた

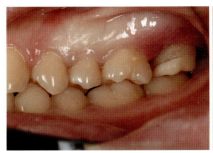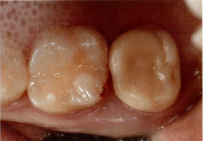

図❽ エンドクラウン装着後。スーパーボンド（サンメディカル）を用いてエンドクラウンを装着した

COMMENT

本症例では、移植歯にエンドクラウンを適応することで、歯質を保存しつつ、クリアランスが不足するなかでも補綴装置の厚みを確保できた。

おわりに

　本書では、エンドクラウンの特徴や術式を整理し、適応症や注意点、現時点でのエビデンスなどをさまざまな角度から解説した。しかしながら、形成や材料選択に関する臨床エビデンスはまだ十分ではないため、今後さらに基礎研究や臨床研究を行い、質の高いエビデンスを構築することが望まれる。また同時に、補綴装置の質を維持するために、エンドクラウンの製作に関するノウハウも今後蓄積していく必要がある。本書ではエンドクラウンの歯科技工操作についても詳しく解説している。エンドクラウンの製作過程を理解することで、完成した補綴装置に対するフィードバックに活かしてもらいたい。

　エンドクラウンは歯質を温存できる点や、クリアランス不足の症例にも適応できる点だけでなく、歯内療法後のマイクロリーケージのリスクを最小限に抑え、フルデジタルワークフローによる 1 day(visit) treatment を実現できる点など、患者や術者にとって多くの利点がある治療法である。エンドクラウン修復における特徴を十分に理解したうえで、大臼歯の修復治療の選択肢のひとつとして臨床に取り入れていただきたい。

正木千尋

【著者略歴】

吉居慎二（よしい　しんじ）

九州歯科大学臨床研修センター
センター長

2008 年　九州歯科大学　卒業
2013 年　九州歯科大学大学院歯学研究科 修了　博士（歯学）
2013 年　九州歯科大学 口腔保存治療学分野　助教
2018 年〜 2019 年　フィンランド トゥルク大学 Turku
　　　　　　　　　Clinical Biomaterials Centre 客員研究員
2021 年　九州歯科大学ラーニングデザイン教育推進学分野
　　　　准教授
2024 年　九州歯科大学臨床研修センター　センター長
現在に至る

池田 弘（いけだ　ひろし）

九州歯科大学
生体材料学分野　准教授

2006 年　九州大学工学部　卒業
2011 年　九州大学大学院工学府 修了　博士（工学）
2011 年　北海道大学電子科学研究所　博士研究員
2013 年　九州大学産学連携センター　助教
2016 年　九州歯科大学生体材料学分野　助教
2021 年　同　准教授
現在に至る

谷口祐介（たにぐち　ゆうすけ）

福岡歯科大学
咬合修復学講座口腔インプラント学分野　講師

2011 年　福岡歯科大学　卒業
2015 年　米国ロマリンダ大学留学　Implant program 修了
2016 年　福岡歯科大学大学院歯学研究科　口腔インプラン
　　　　ト学分野専攻 修了
2016 年　福岡歯科大学咬合修復学講座冠橋義歯学分野
　　　　助教
2019 年　福岡歯科大学咬合修復学講座口腔インプラント学
　　　　分野　助教
2022 年　同分野　講師
2024 年　九州歯科大学生体材料学分野　非常勤講師
現在に至る

一志恒太（いっし　こうた）

福岡歯科大学医科歯科総合病院
中央技工室

2002 年　福岡医科歯科技術専門学校 歯科技工士科（現、博
　　　　多メディカル専門学校）卒業
2002 年　歯科補綴研究所　d.l. SeiRyu
2003 年　株式会社 NK DENTAL CRAFT　主任
2012 年　株式会社 ワールドデンタル IT センター
　　　　センター長
2013 年　福岡歯科大学医科歯科総合病院　中央技工室
2022 年　九州歯科大学生体材料学分野　非常勤講師
現在に至る

赤間廣輔（あかま　こうすけ）

九州歯科大学　生体材料学分野
福岡県・あかま歯科クリニック　院長

2013 年　九州歯科大学　卒業
2013 年　久留米大学病院歯科口腔医療センター　臨床研修
　　　　歯科医師
2014 年　聖マリア病院歯科口腔外科　勤務
2015 年　あかま歯科クリニック　勤務
2016 年　あかま歯科クリニック　副院長
2021 年　医療法人　爽歯会　あかま歯科クリニック開設、
　　　　継承　院長
2023 年　九州歯科大学生体材料学分野　大学院　博士課程
　　　　入学
現在に至る

加来伸哉（かく　しんや）

九州歯科大学　生体材料学分野
福岡県・加来ひろし歯科医院　副院長

2017 年　福岡歯科大学　卒業
2017 年　九州歯科大学附属病院　口腔インプラント科
　　　　研修医
2018 年　福岡歯科大学口腔治療学講座　医局員
2021 年　医療法人将和会　ケイズ歯科・矯正歯科クリニッ
　　　　ク貴船　分院長
2023 年　加来ひろし歯科医院　副院長
　　　　九州歯科大学生体材料学分野　大学院　博士課程
　　　　入学
現在に至る

畑 賢太郎（はた けんたろう）

九州歯科大学
口腔再建リハビリテーション学分野　特別研修員

2017 年　九州歯科大学歯学部　卒業
2022 年　九州歯科大学大学院歯学研究科 修了
2022 年　九州歯科大学口腔再建リハビリテーション学分野
　　　　特別研修員
2022 〜 2024 年 九州歯科大学附属病院 医員
現在に至る

【編著者略歴】

正木千尋（まさき ちひろ）

九州歯科大学
口腔再建リハビリテーション学分野　准教授

1999 年　広島大学歯学部　卒業
2003 年　広島大学大学院歯学研究科　修了（歯科補綴学
　　　　　第一講座）
2004 年　アイオワ大学歯学部　客員研究員
2005 年　九州歯科大学口腔再建リハビリテーション学
　　　　　分野　助手
2007 年　同分野　助教
2012 年　同分野　病院講師
2015 年　同分野　准教授
現在に至る

渡辺崇文（わたなべ たかふみ）

九州歯科大学
顎口腔欠損再構築学分野　助教

2014 年　九州歯科大学歯学部　卒業
2019 年　九州歯科大学大学院歯学研究科　修了
2019 年　九州歯科大学顎口腔欠損再構築学分野　助教
現在に至る

駒形裕也（こまがた ゆうや）

九州歯科大学
生体材料学分野　非常勤講師

2014 年　九州歯科大学歯学部　卒業
2020 年　九州歯科大学大学院歯学研究科　修了
2021 年　九州歯科大学生体材料学分野　非常勤講師
2023 年　氷川台たんぽぽ歯科クリニック　副院長
現在に至る

エンドクラウン
理論と実践を徹底解説

発行日	2024年10月1日　第1版第1刷
編　著	正木千尋　渡辺崇文　駒形裕也
発行人	濵野　優
発行所	株式会社デンタルダイヤモンド社
	〒113-0033 東京都文京区本郷 2-27-17 ICN ビル 3 階
	電話 = 03-6801-5810 ㈹
	https://www.dental-diamond.co.jp/
	振替口座 = 00160-3-10768
印刷所	株式会社エス・ケイ・ジェイ

ⓒ Chihiro MASAKI, 2024
落丁、乱丁本はお取り替えいたします

● 本書の複製権・翻訳権・上映権・譲渡権・公衆送信権（送信可能化権を含む）は㈱デンタルダイヤモンド社が
　保有します。
● JCOPY 《㈳出版者著作権管理機構 委託出版物》
本書の無断複写は著作権法上での例外を除き禁じられています。複写される場合は、そのつど事前に㈳出版者著作
権管理機構（TEL：03-5244-5088、FAX：03-5244-5089、e-mail：info@jcopy.or.jp）の許諾を得てください。